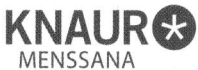

Dominik Grimm

yogan

Veganes Leben und Yoga

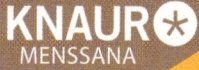

Besuchen Sie uns im Internet:
www.mens-sana.de

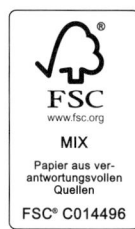

Deutsche Erstausgabe Oktober 2014
Knaur Taschenbuch
Copyright © 2014 Knaur Taschenbuch
Ein Unternehmen der Droemerschen Verlagsanstalt
Th. Knaur Nachf. GmbH & Co. KG, München.
Alle Rechte vorbehalten. Das Werk darf – auch teilweise –
nur mit Genehmigung des Verlags wiedergegeben werden.
Redaktion: Ralf Lay
Umschlaggestaltung: ZERO Werbeagentur, München
Umschlagabbildung: FinePic®, München
Alle Fotos: Philipp Wiebe außer S. 248 Shutterstock/Ingvar Bjork
Vegan-Labels S. 166: The Vegan Society, Birmingham; V-Label
GmbH/European Vegetarian Union
Autor wurde für diese Ausgabe ausgestattet von:
Kamah Yoga und Style
Satz: Adobe InDesign im Verlag
Druck und Bindung: GGP Media GmbH, Pößneck
ISBN 978-3-426-87682-4

2 4 5 3 1

Inhalt

Yogan leben – Die praktische Umsetzung

Yogane Superfoods

Yogan in die Welt tragen

Vorwort

Mitgefühl und Einfühlungsvermögen – darum geht es im Yoga, darum geht es bei der veganen Lebensweise. Und das Schöne ist: Das, was gut ist für andere, kann auch gut sein für uns selbst. Das, was gut ist für uns selbst, kann auch gut sein für andere. Dies trifft in besonderem Maße bei Yoga und bei der veganen Lebensweise zu. Wer Yoga übt, hat mehr Energie, verfügt über eine größere Gelassenheit und entwickelt mehr Lebensfreude. Wer Yoga übt, hat auch ein besseres Gespür für seine Mitgeschöpfe.

Das Wort »Yoga« bedeutet »Einheit, Harmonie, Verbindung«. Wer Yoga übt, empfindet mehr Harmonie, aber auch mehr Verbindung zu anderen. So führt die Übung des Yoga zu einem stärkeren Verantwortungsgefühl. Wer durch Yoga mehr Lebensfreude gewinnt, möchte auch das Leiden anderer mindern, möchte andere glücklicher machen, möchte Liebe und die Verbindung zu anderen fühlen. Umgekehrt gilt: Wenn man sich engagiert für andere, wird auch die Yogaerfahrung tiefer.

Die Übung von Yoga führt darüber hinaus zu mehr Mitgefühl für Tiere. Nicht ohne Grund werden so viele Menschen, die Yoga üben, zu Vegetariern oder zu Veganern. Wenn man weiß und spürt, dass Fleisch eben nicht wie irgendein Gegenstand »produziert« wird, sondern von getöteten fühlenden Lebewesen stammt, wird man es nicht wirklich genießen können. Und auch Milch sowie die aus deren Weiterverarbeitung gewonnenen Produkte werden nicht einfach nur aus irgendwelchen Materialien »hergestellt«, sondern sie stammen allesamt von Kühen, also Lebewesen, deren Brüder und Schwestern man getötet, deren Kinder man ihnen weggenommen hat. Der Konsum von Fleisch, Fisch, Eiern und Milch ist zwangsläufig mit Grausamkeit verbunden und mit einem Leben von Mitgefühl, Harmonie und Liebe wohl kaum zu vereinbaren.

Wer Yoga übt, spürt auch eine innigere Verbindung zur Natur im Allgemeinen, zur Erde, die vor allem in Indien auch als »Mutter Erde« bezeichnet wird. Mutter Erde leidet durch das menschliche Tun vor allem in der industrialisierten Landwirtschaft. Die einfachste Möglichkeit, einen entscheidenden Beitrag für die Ökologie und damit für Mutter Erde zu leisten, ist, vegan zu leben.

Die gute Nachricht: Wer vegan lebt, also ohne tierische Produkte zu verwenden, braucht nicht das Gefühl zu haben, auf irgendetwas zu verzichten. Es gibt inzwischen alles, was das Herz, die Sinne und der Magen begehren, auch auf pflanzlicher Basis. Jemand, der vegan lebt, übt keine Askese, sondern wird eher zum wahren Genießer. Und eine zweite gute Nachricht: Neuere empirische Studien legen nahe, dass eine vegane Ernährung die gesündeste ist, daher haben Veganer die Aussicht, besser und länger zu leben.

So etwas kann man nur eine »Win-win-«, besser noch eine »Win-win-win-Situation« nennen; denn es gibt einen dreifachen Nutzen der veganen Lebensweise: Der vegan Lebende ist erstens meist gesünder, hat tendenziell mehr Energie und fühlt sich oft besser. Zweitens müssen Tiere nicht durch Gefangenschaft und Tötung gequält werden – unseren Mitgeschöpfen geht es besser. Und drittens kann Mutter Erde sich regenerieren: Ökologie, Pflanzen-, Tierwelt und Menschheit können harmonischer als Teil einer gesunden Natur miteinander leben.

Dominik Grimm ist überzeugter Veganer und verfügt über profunde Sachkenntnisse in Biologie. Er hat sich intensiv mit Yoga und dem Thema der veganen Ernährung auseinandergesetzt. Bei Yoga Vidya hat er die Yogalehrer-Ausbildung absolviert, er gibt Yogastunden, Seminare und Workshops, unter anderem auch bei Yoga Vidya.

Bekannt geworden vor allem durch den Blog www.yogan-om.de, gibt er in diesem Buch eine praktische Anleitung für die Übung des Yoga in all seinen Aspekten und zeigt auf, weshalb die vegane Lebensweise gerade heutzutage so wichtig ist. Außerdem gibt er viele praktische Tipps, die Ihnen den Einstieg in die vegane Lebensweise erleichtern. Dabei beleuchtet er das vegane Leben vom Standpunkt der Gesundheit, des Genusses sowie der Energie und Lebensfreude.

Yoga und Veganismus – beides gemeinsam ist eine wahrhaft ganzheitliche Lebensweise. In diesem Buch bekommen Sie eine sehr gelungene, engagierte und praxisnahe Einführung in diese großartige Lebensweise des veganen Yoga, des yogischen Veganismus, mit anderen Worten: in Yogan.

Sukadev Bretz
Gründer und Leiter von Yoga Vidya e. V.
www.yoga-vidya.de
Bad Meinberg, im Mai 2014

Einleitung

Immer schneller, immer besser, immer mehr: schnellere Autos, smartere Handys, mehr Geld – der von Hektik geprägte »wachstums«-orientierte Lebensstil der sogenannten Industrienationen ist rein materialistischer Natur und scheint keine Grenzen zu kennen. Von der Werbung mehr oder weniger subtil gesteuert, schreiten viele Menschen unkritisch durchs Leben und machen alle möglichen Moden mit. Es wird verbraucht, was das Zeug hält. Und das Nachdenken darüber, welche Auswirkungen dieses exzessive Konsumverhalten haben könnte, findet nicht statt oder wird in den Hintergrund verdrängt.

Gerade auch die in unseren Breiten stark gestiegene industrielle Produktion von Fisch und Fleisch sowie deren fast täglicher Verzehr haben weitreichende Folgen für Menschen, Tiere und die Umwelt. Sie tragen entscheidend dazu bei, dass Regenwälder flächendeckend abgeholzt und die Meere leer gefischt werden, die natürlichen Ressourcen werden geplündert oder gar zerstört, und schädliche Gase erwärmen das Klima. Dabei hungern – unter anderem auch durch unser Konsumverhalten bedingt – in den sogenannten Entwicklungsländern immer noch Millionen von Menschen, und wir belasten mit unserem Lebensstil nicht nur die Umwelt, sondern in vehementem Ausmaß auch uns selbst. Wir essen, was unserem Körper nicht guttut, wir bewegen uns zu wenig, und wir haben zu viel Stress. Ja, möglicherweise sind Stress und Bewegungsmangel noch gesundheitsschädlicher als schlechtes Essen. Kurz: Wir schaden uns und unserem Planeten, wie keine andere Spezies es je täte.

Für diese Herausforderungen des heutigen Lebens sind dringend Lösungen erforderlich. Eine dieser Lösungsmöglichkeiten, an deren Verwirklichung Sie direkt teilnehmen und unmittelbar erste Fortschritte erzielen können, möchte ich Ihnen in diesem Buch vorstellen und ans Herz legen: Es ist das ganzheitliche Lebensstilkonzept und Übungssystem Yogan, eine synergetische Kombination von Yoga und veganer Lebensweise.

Yoga kommt ursprünglich aus Indien und ist eines der sechs klassischen indischen Philosophiesysteme (Darshanas). Im Gegensatz zu vielen anderen, die ausschließlich mit dem Intellekt zu erfassen sind, ist Yoga ein ganzheitliches Übungssystem, das darauf ausgelegt ist, Körper, Geist und Seele in Harmonie zu bringen.

Im 20. Jahrhundert ist Yoga zu uns in den Westen gekommen. Seither wächst die Gemeinde stetig an: Bereits fünf Millionen Menschen praktizieren Yoga in Deutschland. Warum sich immer mehr Leute wöchentlich oder gar täglich auf die Matte begeben, sich dehnen und strecken, eine halbe Stunde am Tag bewegungslos auf dem Meditationskissen hocken oder 120-mal in der Minute ein- und ausatmen, ist ganz klar: Yoga hält fit und gesund, Meditation und positives Denken stärken die Willenskraft, führen zu mehr Gelassenheit, machen uns glücklich und geben uns die Stärke, die wir brauchen, um uns den Herausforderungen der heutigen Zeit zu stellen. Mittlerweile gibt es Hunderte von Studien, die die zahlreichen positiven Wirkungen des Yoga klar zeigen. Dabei stehen die Stressprävention und -reduktion sicherlich im Fokus der Forschungen.

Was ich jedoch mindestens genauso wichtig finde, ist der Wandel im Umgang mit den Aufgaben, die im Leben so auf uns zukommen. Der Schwerpunkt unserer Aufmerksamkeit tendiert im Laufe unserer Yogapraxis allgemein mehr in Richtung immaterielle Werte: Soziale Gerechtigkeit, Gesundheit und Frieden werden weitaus erstrebenswertere Ziele, als sich beispielsweise auf den Kauf eines Hauses zu fixieren, mit dem man sich in der Regel auch noch viel Stress auferlegt. Wir lernen, dass die Kultivierung von positiven Eigenschaften und Charakterzügen grundsätzlich sinnvoller ist als die reine Anhäufung von materiellem Besitz um seiner selbst willen.

Natürlich soll es nicht unser Ziel sein, ein entbehrungsreiches Leben voller Entsagungen zu führen. Es geht eher darum, mit Dankbarkeit das zu nehmen, was wir für ein gutes Leben brauchen, um unsere täglichen Aufgaben und unseren Lebenszweck möglichst optimal erfüllen zu können. Wo da die Grenzen verlaufen, lässt sich wohl nicht eindeutig festlegen. Ganz sicher kann es aber nicht richtig sein, unbegrenztes materielles Wachstum anzustreben in einer Welt, die materiell begrenzt ist. Den Grundsatz, der Natur im verträglichen Rahmen das zu entnehmen, was wir benötigen, und dabei auch das Geben nicht zu unterlassen, haben viele Gesellschaften de facto offensichtlich aus ihren Handlungsleitlinien gestrichen – was fatal ist vor allem auch mit Blick auf nachfolgende Generationen. Die Konsequenzen eines solchen Verhaltens werden uns längst allenthalben vor Augen geführt, auch wenn wir sie zu verharmlosen oder zu ignorieren und die Illusion auf Kosten anderer aufrechtzuerhalten versuchen.

Wir definieren Unterschiede und Kategorien, um uns das Leben überschaubarer und systematischer zu machen. In der Folge nehmen die meisten Menschen sich und die

Dinge als getrennt voneinander wahr. Aber schauen wir genauer hin und halten wir ein wenig inne, dann sehen wir bald, dass wir keineswegs getrennt von nur irgendetwas sind. Es fängt damit an, dass wir alle auf ein und demselben Planeten leben und alles mit allem zusammenhängt. Zum Beispiel haben wir das Ökosystem Wasser und das Ökosystem Erde – doch die Algen im Meer bilden einen Großteil des Sauerstoffs in der Luft, ohne den wir an Land nicht leben können.

Wir interagieren auch ständig mehr oder weniger intensiv mit unserer näheren und ferneren Umgebung. Wir atmen dieselben Luftmoleküle ein wie die Menschen in unserem Umfeld und sind in unterschiedlichem Ausmaß direkt oder indirekt von ihren Handlungen betroffen, wie auch sie von uns beeinflusst werden. Dass die Gehirnchemie bei unserem Nachbarn ähnlich reagiert wie bei uns, wenn er uns etwa in einem emotional aufgeladenen Zustand beobachtet, ist hier nur ein Beispiel von Tausenden.

Die Yogapraxis hilft uns, diese Barrieren der getrennten Sichtweise allmählich aus dem Weg zu räumen. Und ohne dass wir aktiv darauf hinarbeiten müssten, zeigt sie uns, dass wir alle in einer bestimmten Weise miteinander verbunden sind. Yoga trägt auf diese Weise dazu bei, dass wir mehr Mitgefühl entwickeln.

An dieser Stelle kommt auch das vegane Leben ins Spiel und erweitert Yoga zu Yogan. Denn vegan zu leben bedeutet in erster Linie, schon allein aus Empathie auf Produkte tierischen Ursprungs zu verzichten. Tiere sind unsere Mitgeschöpfe, wir haben aus ethisch-moralischen Gründen kein Recht, sie auszubeuten, sie Qualen auszusetzen oder sie zu töten. Besonders durch die Massentierhaltung ist dies aber täglich ausgeübte skrupellose Praxis.

Das Mitgefühl beschränkt sich jedoch nicht auf die Tiere. Bei einer veganen Lebensweise müsste beispielsweise kein Viehfutter aus den sogenannten Entwicklungsländern importiert werden, wie es zurzeit wegen der Massentierhaltung praktiziert wird. In der Folge könnten im Verein mit anderen sinnvollen Maßnahmen neue Anbauflächen für die dort ansässigen Menschen entstehen.

Dabei ist der Verzicht auf Fleisch und tierische Produkte keineswegs so groß, wie das im ersten Moment klingen mag. Vielmehr eröffnen sich für uns bei der Umstellung auf eine vegane Ernährung ungeahnte Weiten einer neuen kulinarischen Welt. Und den meisten gesundheitlichen Problemen, denen wir den Namen »Zivilisationskrankheiten« gegeben haben, können wir durch eine vegane Lebensweise in Verbindung mit Yogaübungen erfolgreich vorbeugen.

Dieses Buch soll Ihnen bei alldem helfen. Es will dazu anregen, Gewohnheiten zu reflektieren, und bietet Ihnen eine Einführung in den Yoga mit vielen Übungsanleitungen und Praxistipps. Sie lernen die Yogan-Grundreihe kennen, die Ihnen hilft, Ihren Körper neu zu entdecken. Sie lernen erste Atemübungen, die Sie langsam nach innen führen. Sie üben verschiedene Formen der Meditation, lernen, wie Sie tief entspannen können, und vieles mehr.

Nachdem Sie Ihren Einstieg in die Praxis des Yoga gefunden haben, machen Sie sich mit seiner Ethik vertraut. Danach erwartet Sie ein Kapitel mit dem Thema der veganen Ernährung, das Ihnen zeigt, wie der Umstieg leicht gelingt. Auch hier erhalten Sie viele Informationen sowie zahlreiche Tipps und Hilfen. Ein weiteres Kapitel stellt Ihnen sogenannte yogane Superfoods und Superfood-Rezept-Inspirationen vor, die Ihnen besonders nährstoffreiche und wertvolle Lebensmittel liefern und Sie gleichzeitig zu köstlichen Zubereitungen inspirieren können.

Abschließend gebe ich Ihnen Tipps, wie Sie Ihre Erfahrungen weitergeben und aktiv werden können, so Sie dies denn möchten. Dabei geht es keineswegs darum, andere zu missionieren, Schreckensvisionen heraufzubeschwören oder moralisierend mit erhobenem Zeigefinger durch die Weltgeschichte zu laufen. Bleiben Sie pragmatisch und machen Sie einen Schritt nach dem anderen. Die einfachste und beste Methode jedoch, positiv auf andere einzuwirken, ist immer noch die, liebe- und verständnisvoll zu sein und vor allem auch selbst das vorzuleben, was man sich von anderen wünscht.

Ihr
Dominik Grimm

Die sechs Säulen von

ॐ

yogan

Das ganzheitliche Lebensstilkonzept und Übungssystem von Yogan beruht auf sechs Säulen. Es ist eine Abwandlung der fünf Säulen des Hatha-Yoga, die der bekannte Yogameister Swami Vishnudevananda (1927–1993) zusammengefasst hat, um die recht komplexen Philosophien und Lehren im Yoga überschaubarer zu machen. Die sechs Säulen von Yogan sind:

- Asanas (Yogastellungen),
- Shavasana (Tiefenentspannung),
- Pranayamas (Yogaatemübungen),
- Meditation und positives Denken,
- das Studium der Schriften sowie
- die gesunde Ernährung.

Dieses Lebensstilkonzept ist nicht nur auf den Menschen bezogen ganzheitlich, sondern beachtet auch unsere Umwelt und bezieht sie mit ein: Asanas helfen uns dabei, unseren Körper flexibel und gesund zu erhalten. Shavasana unterstützt uns dabei, schnell Entspannung zu finden. Pranayamas helfen uns, Energien zu mobilisieren, die nötig sind, um die Aufgaben des Alltags zu bewältigen. Meditation und positives Denken unterstützen uns dabei, unseren Geist zu beruhigen; sie ermöglichen die Selbstreflexion und führen zu einem Fokussieren auf die essenziellen Dinge im Leben. Die vegane Ernährung ist förderlich für unsere gesamte Entwicklung, sie nährt Körper und Geist in optimaler Weise und bildet gemeinsam mit dem Studium der Schriften und den daraus gewonnenen ethischen Empfehlungen die Grundlage, auf der wir unsere Praxis und unser Leben im Yogan-Sinne aufbauen können, um uns selbst und anderen Lebewesen achtsam, respektvoll und mitfühlend zu begegnen.

Doch fangen wir nun einfach mit der Praxis an.

Yoga war ursprünglich darauf ausgerichtet, vollkommen ohne Hilfsmittel auszukommen. Da ein Kopfstand auf dem nackten harten Boden für die meisten allerdings wenig entspannend sein dürfte, empfehle ich Ihnen die folgenden Gegenstände für den Einstieg in die Yogapraxis:

- Yogamatte: Wenn möglich, sollte die Yogamatte aus natürlichen Materialien bestehen. Es gibt zwar welche aus PVC und anderen synthetischen Materialien, allerdings halten sie oft nicht lange und sind zudem nicht gerade umweltfreundlich. Gute Yogamatten bestehen zum Beispiel aus Naturkautschuk, wie Sie sie z.B. von Jade Yoga™ bekommen.
- Meditationskissen: Es gibt sie in unterschiedlichen Größen und Formen – runde, halbmondförmige, große oder kleine. Welches Kissen für Sie optimal ist, finden Sie am besten für sich selbst heraus. Wenn Sie die Möglichkeit haben, in ein Yogastudio zu gehen, dann probieren Sie einmal mehrere Varianten aus. Wenn Sie Freunde haben, die Yoga üben, statten Sie Ihnen einen Besuch ab und sitzen Sie eine Runde Probe. Eine weitere Alternative zu Kissen sind übrigens kleine Meditationsbänkchen.
- Yogagurt: Gurte helfen dabei, schwierigere Asanas ausführen zu können beziehungsweise die Dehnung zu vertiefen. Sie bestehen in der Regel aus Baumwolle und sind relativ günstig zu erwerben. Gute Bezugsquelle für Kissen und Gurte ist z.B. Lotuscrafts.

Machen Sie den Start Ihrer Yogapraxis allerdings nicht vom »Equipment« abhängig. Wenn Sie gerade kein Geld dafür ausgeben oder lieber eine Weile sparen möchten, um sich eine hochwertigere Ausstattung anzuschaffen, reichen für den Anfang auch ein oder zwei Decken, ein Sofakissen und ein Hosengürtel. Wir schieben die Dinge gern auf und machen sie abhängig von Äußerlichkeiten. Wer will, der kommt aber auch mit wenig aus.

Asanas – Yogastellungen für die Erhaltung der Gesundheit und der Flexibilität

Asanas wirken sich in unterschiedlichster Weise positiv und harmonisierend auf unser Verdauungssystem, unseren Kreislauf, auf verschiedene Drüsen, das Nervensystem und viele andere Körperteile und -funktionen aus. Sie sind die erste der sechs Säulen von Yogan.

Asanas wirken zudem auf unser Energiesystem und unseren Geist. Körper und Geist sind eng miteinander verbunden. Das können Sie selbst schon an einem ganz einfachen Beispiel erfahren. Stellen Sie sich einmal eine Weile mit herabhängenden Schultern, gesenktem Kopf und krummem Rücken hin und beobachten Sie sich selbst dabei, wie sich Ihr Gemütszustand verändert. Und nun, wo Sie womöglich eher in einem weniger selbstbewussten Zustand verharren, richten Sie sich auf, bringen die Schultern nach hinten unten, heben Ihren Kopf und richten sich »majestätisch« auf. Es sollte nicht allzu lange dauern, bis sich Ihr Empfinden von der weniger selbstbewussten zur etwas sichereren Haltung verändert hat. Diese Übung mag auf den ersten Blick trivial erscheinen, dennoch gibt sie einen ersten eindrucksvollen Einblick in die subtilen, aber segensreichen Wirkungen der Asanas auf unseren Geist und damit auch unseren Gemütszustand.

Neben den geistigen Veränderungen, die Asanas bewirken können, spielen die körperlichen Veränderungen natürlich eine sehr wichtige Rolle. Das Strecken, Dehnen und Anspannen der Muskeln führt zu mehr physischer Stärke und Beweglichkeit. Das Üben der Asanas ist außerdem eine Vorbereitung auf das längere Verweilen in der Meditation.

Es gibt dynamisch und statisch ausgeführte Asanas. Eine gesunde Mischung aus dynamisch ausgeführten und statisch gehaltenen Asanas kann in der heutigen Zeit, in der viele von uns sitzenden Tätigkeiten nachkommen, von großem Vorteil sein. Wenn Sie mit dynamischen Übungen wie dem Sonnengruß beginnen, werden Ihre Muskeln warm und das Herz-Kreislauf-System wird angeregt: eine optimale Voraussetzung, um in nachfolgenden statisch ausgeführten Asanas in tiefere Dehnungen und Entspannung hineinzukommen.

Eine sehr große Rolle für eine effektive Asana-Praxis spielt unsere Ernährung. Asanas haben das Potenzial, unseren Energie-»Output« zu erhöhen. Doch von irgendwoher muss diese Energie ja stammen. Folglich ist ein adäquater Energie-»Input« erforderlich, den wir zu einem großen Teil aus unserer Nahrung beziehen. Dabei ist es nach dem Yogan-Prinzip wichtig, dass die Nahrung verschiedene Kriterien erfüllt. Beispielsweise sollte sie nicht allzu lange im Magen verweilen oder dem Körper für den Verdauungsprozess zu viel Energie rauben, wie es bei Nahrungsmitteln aus tierischer Herkunft in aller Regel der Fall ist.

Wir entnehmen unserer Nahrung aber nicht nur die Energie, sondern nutzen ihre molekularen Bausteine für den Aufbau unseres Körpers, zum Beispiel unserer Muskeln. Viele sind sich dieser Tatsache gar nicht bewusst: Unser Körper wird zu dem, was wir zu uns nehmen: »Der

Mensch ist, was er isst.« Eine gesunde Ernährung mit einer ausreichenden Nährstoffdichte kann zu starken Muskeln, flexiblen Gelenken und funktionsfähigen Organen führen. Eine schlechte Ernährung hingegen wird auf Dauer eine massive Nährstoffunterversorgung zur Konsequenz haben, die mit verschiedensten Mangelerscheinungen und Krankheiten einhergeht. Daher ist eine vollwertige, gesunde und energiebringende vegane Ernährung in unserer Yogan-Praxis essenziell.

Zehn Tipps zur Vorbereitung und Ausführung der Asanas

Bevor Sie mit den eigentlichen Übungen beginnen, hier noch zehn Tipps zur Vorbereitung und Ausführung der Yogaübungen.

Vor der Praxis

1. Eliminieren Sie Störfaktoren. Schalten Sie Ihr Handy aus. Wenn Sie können, schalten Sie Ihr Festnetztelefon auf »lautlos« oder stellen Sie es ganz ab. Sagen Sie Ihrer Familie und Freunden, dass Sie zum Zeitpunkt der Yogapraxis nicht gestört werden möchten. Je länger Sie sich allein mit sich selbst beschäftigen und bei sich bleiben, desto intensiver und nachhaltiger ist die Wirkung der Yogaübungen.
2. Legen Sie den Zeitpunkt des Übens fest. Wir finden im

hektischen Alltag immer etwas zu tun, sei es, den Haushalt zu schmeißen oder noch eben eine E-Mail zu beantworten. Bleiben Sie standhaft und üben Sie dann, wann Sie es sich vorgenommen haben. Tragen Sie Ihre Yogapraxis wenn nötig in Ihren Terminkalender ein. Und üben Sie auch dann, wenn Sie das Gefühl haben, dass es gerade ganz besonders stressig bei Ihnen ist. Glauben Sie mir, nach den Übungen, egal wie kurz diese auch gewesen sein mögen, sind Sie froh, dass Sie etwas getan haben.

3. Richten Sie sich einen festen Platz zum Üben ein. Vermutlich werden die wenigsten ein eigenes Zimmer zum Yogaüben haben. Aber eine kleine Ecke, in der Sie Ihre Matte bei Bedarf ausrollen können und in der Sie es sich nett herrichten – zum Beispiel mit einem schönen Bild oder einer Skulptur, einem Räucherstäbchen oder einer Duftlampe –, wird sich schon finden. Versuchen Sie, immer am selben Platz zu üben. Wenn Sie gern viel reisen, nehmen Sie sich eines Ihrer Deko-Accessoires mit auf Ihre Reisen. Sie werden feststellen, dass Ihr Geist viel schneller zur Ruhe kommt, sobald er Dinge wahrnimmt, die immer dann in Reichweite sind, wenn er sonst auch zur Ruhe kommt.

4. Essen Sie ein bis zwei Stunden lang vor der Yogapraxis nichts. Mit vollem Magen lässt sich nicht leicht Yoga praktizieren. Ein Smoothie eine Stunde vor dem Beginn der Praxis ist allerdings in Ordnung.

5. Yoga ist kein Wettkampf. Denken Sie immer daran, dass Yoga kein Wettkampf ist. Sie üben, damit es Ihnen gutgeht, Sie fit bleiben, viel Energie haben, um den Aufgaben im Alltag frohen Mutes zu begegnen und Positives in der Welt zu bewirken. Setzen Sie sich also

nicht unter Druck, sondern genießen Sie die Zeit. Beginnen Sie mit dieser Einstellung Ihre Yogapraxis, und es wird Ihnen anschließend wunderbar ergehen!

Während der Praxis

6. Atmen Sie immer durch die Nase. Wenn Sie außer Atem kommen, üben Sie langsamer. Zwar gibt es auch einige Übungen, bei denen man durch den Mund atmet, allerdings ist es ratsam, die Ausrichtung zu Beginn auf die Atmung durch die Nase zu legen, um das Bewusstsein dahin gehend zu schärfen. Wenn Ihnen das Atmen durch die Nase auch bei anstrengenden Übungen leichtfällt, können Sie solche einfließen lassen, bei denen Sie durch den Mund atmen. Die kommen in diesem Buch aber nicht vor.

7. Seien Sie achtsam. So einfach eine Übung äußerlich auch aussehen mag, wird sie doch erst zur wirklichen Yogaübung, wenn wir achtsam beobachten, was mit unserem Geist, unseren Empfindungen und Emotionen geschieht.

8. Entspannen Sie, wenn Ihnen danach ist. Yoga ist wie gesagt kein Sport und kein Wettkampf. Sie müssen sich selbst und anderen nichts beweisen. Wenn Sie merken, dass Sie eine Pause zwischen zwei Übungen benötigen, legen Sie sich auf den Rücken oder den Bauch, versuchen Sie, kontrolliert ein- und auszuatmen, und machen Sie mit den Übungen erst weiter, wenn Sie sich wieder wohlfühlen. Yoga ist Ihre Zeit. Niemand zwingt Ihnen hier etwas auf, außer Sie sich selbst.

9. Akzeptieren Sie Ihre Grenzen. Jeder Tag ist anders. Heute sind wir mal hier etwas verspannter, morgen mal da. Akzeptieren Sie das, was ist. Üben Sie sich in Zufriedenheit und haben Sie Mitgefühl mit sich und Ihrem Körper.
10. Schließen Sie die Augen. Wann immer Sie können, schließen Sie Ihre Augen und spüren Sie nach innen. Beobachten Sie Ihren Körper und Ihren Geist. Yoga soll Sie in Ihr Inneres führen. Dies zu beachten gilt insbesondere dann, wenn Sie Yoga in der Gruppe üben. Was Ihre Nachbarn tun, ist nicht von Bedeutung. Wenn Sie Ihren Körper und Geist zu beobachten »langweilig« finden sollten, dann richten Sie Ihre Aufmerksamkeit auf Ihren Atem.

Beherzigen Sie diese Tipps, wann immer Sie Yoga üben. Machen Sie sich die Ratschläge vor jeder Praxis noch einmal bewusst. Nach einiger Zeit sind sie dann ganz selbstverständlich für Sie, und Sie brauchen gar nicht mehr darüber nachzudenken.

Die Entspannungsstellungen

Man muss es immer wieder sagen: Entspannen Sie, wenn Ihnen danach ist. Es gibt drei grundlegende Entspannungshaltungen im Yoga, die Sie einmal geübt haben sollten, bevor Sie mit der Asana-Praxis beginnen.

Die Rückenentspannungslage

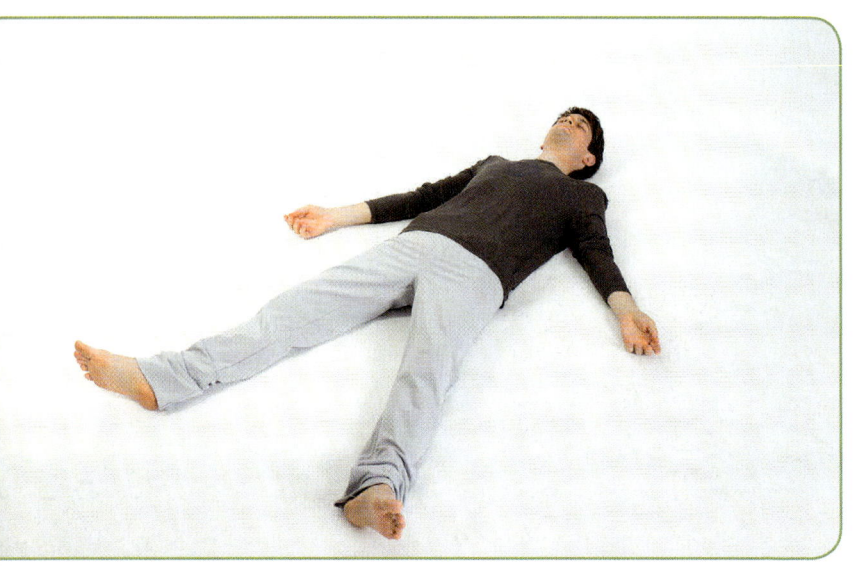

Legen Sie sich auf den Rücken. Halswirbelsäule in Verlängerung der Brustwirbelsäule. Kinn leicht, aber entspannt zur Brust gezogen, so dass der Nacken lang wird. Arme leicht vom Körper abgespreizt. Handflächen zeigen nach oben. Finger locker lassen. Beine mindestens hüftbreit auseinander. Die Zehenspitzen fallen locker nach außen, Fersen liegen innen. Richten Sie Ihre Aufmerksamkeit in Ihren Körper. Wenn Sie zuvor eine Asana geübt haben, spüren Sie vor allem in die Muskelpartien, die Sie vorher besonders angespannt oder gedehnt haben. Atmen Sie entspannt.

Nutzen Sie die Rückenentspannungslage auch für die Anfangs- und die Endentspannung vor und nach Ihrer Asana-Praxis. Die zwei folgenden Stellungen eignen sich eher für die Entspannung während Ihrer Praxis.

Die Bauchentspannungslage

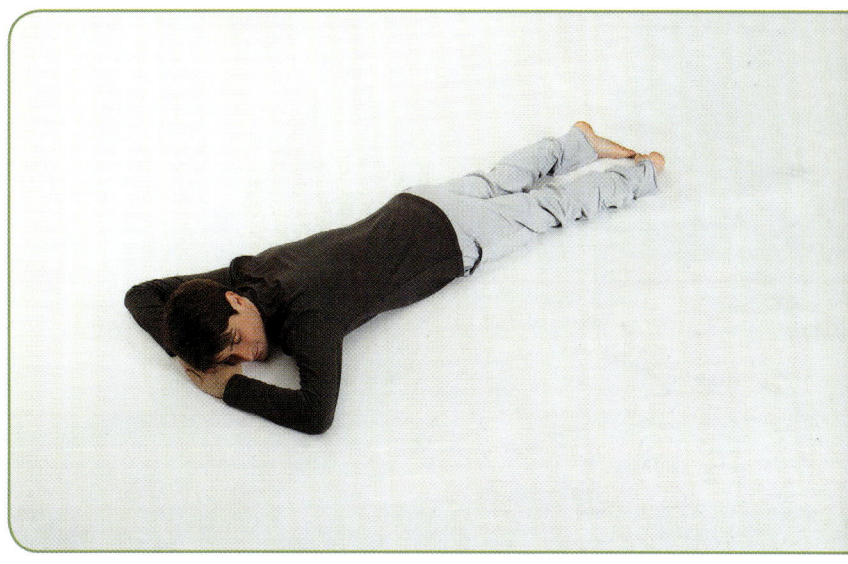

Legen Sie sich auf den Bauch, die Hände in Stirnhöhe übereinander, so dass Sie sie als Kissen für Ihren Kopf benutzen können. Legen Sie sich mit einer Ihrer Schläfen auf Ihr Handkissen. Die Zehenspitzen liegen innen und berühren sich. Die Fersen fallen locker nach außen. Richten Sie auch hier wieder Ihre Aufmerksamkeit nach innen und beobachten Sie Ihren Körper.

Die Stellung des Kindes

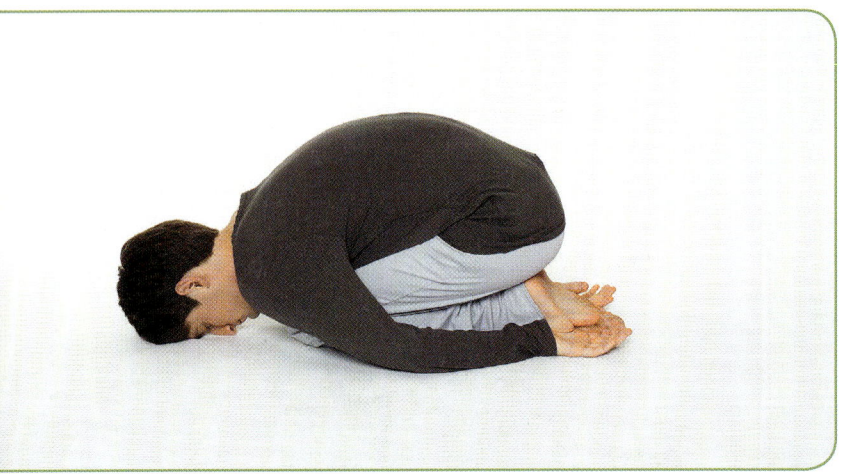

Die Stellung des Kindes ist ganz besonders schön, weil sie uns unterbewusst an die Zeit im Mutterleib erinnert. Knien Sie sich hin und legen Sie Ihre Fußrücken auf dem Boden ab. Setzen Sie sich mit dem Gesäß auf Ihre Fersen. Legen Sie Ihren Oberkörper so weit, wie es Ihnen möglich ist, auf Ihre Oberschenkel und lassen Sie den Kopf vor Ihren Knien auf den Boden sinken. Legen Sie Ihre Arme neben Ihrem Körper ab und mit den Handflächen nach oben neben sich auf den Boden, so dass die Hände ungefähr in der Höhe Ihres Pos liegen und die Ellbogen den Boden berühren. Sollten Sie mit Ihrem Kopf oder Ihrem Gesäß in der Luft schweben, nehmen Sie ein (Meditations-)Kissen zu Hilfe und polstern Sie die Lücke aus. Atmen Sie tief in den Bauch und lassen Sie sich in die mütterliche Geborgenheit hineinsinken. Vergessen Sie aber nach dem Entspannen in der Stellung des Kindes nicht, Ihre Übungen fortzusetzen!

Der Sonnengruß

Wie gesagt ist es sinnvoll, vor den statischen Asanas eine Übung zum Aufwärmen auszuführen. Das kann beispielsweise der Sonnengruß sein. Wenn Sie ihn zum ersten Mal üben, machen Sie ruhig Zwischenatmungen und üben Sie langsam. Dadurch wird der Sonnengruß zwar eher statisch, aber Sie fangen ja gerade erst an. Also eins nach dem anderen.

Legen Sie sich zum Sonnengruß Ihre Yogamatte zurecht und stellen Sie sich an deren vorderes Ende. Nehmen Sie einige tiefe Atemzüge. Richten Sie sich dabei gerade auf. Stellen Sie sich vor, ein unsichtbarer Faden zöge Sie am Scheitel nach oben. Ziehen Sie beim Einatmen Ihre Schultern leicht hoch und lassen Sie sie beim Ausatmen locker nach hinten gleiten. Verbinden Sie sich über Ihre Füße mit der Erde.

Atmen Sie ein und aus und bringen Sie Ihre Hände vor der Brust in die Namaste-Haltung, die in Indien und anderen asiatischen Ländern als Grußgeste üblich ist: Die Handflächen berühren sich vor dem Herzen, und die Unterarme sind parallel zum Boden. Die Schultern immer noch leicht nach hinten unten gezogen.

Atmen Sie ein und machen Sie Ihren Körper lang, indem Sie Ihre Arme nach oben hinten strecken. Die Handflächen zeigen nach innen. Achten Sie darauf, dass die Rückbeuge aus dem oberen Rücken kommt. Gehen sie also nicht ins Hohlkreuz.

Atmen Sie aus, beugen Sie sich aus der Hüfte mit geradem Oberkörper nach vorn und bringen Sie Ihre Hände links

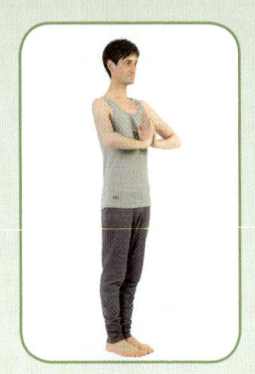

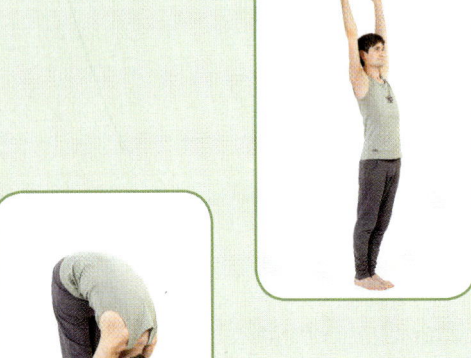

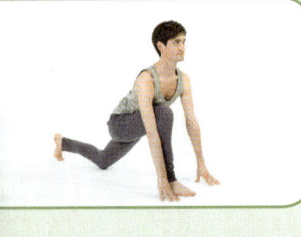

Sonnen

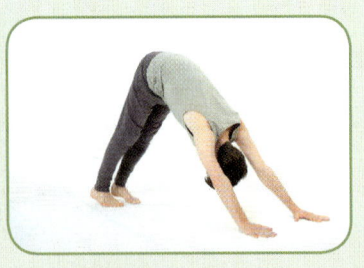

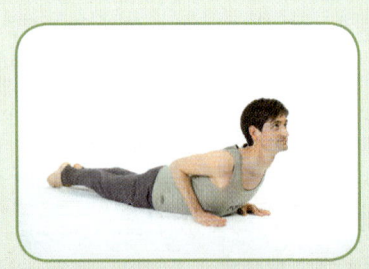

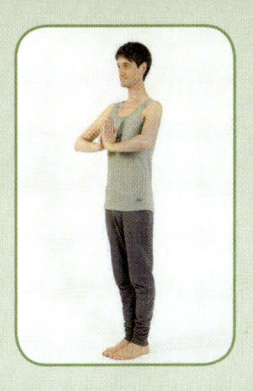

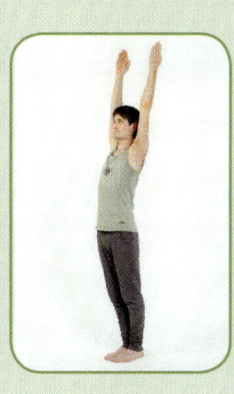

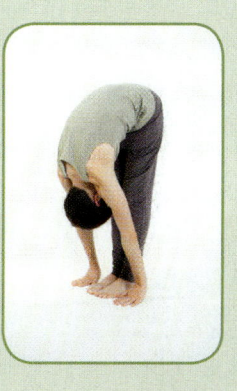

gruß

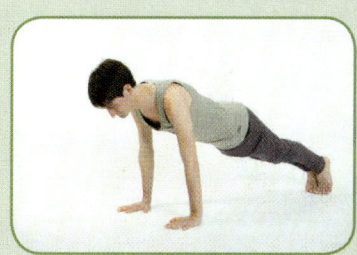

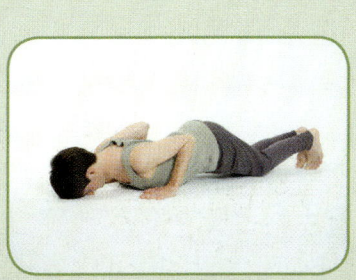

und rechts neben Ihre Füße auf den Boden. Beugen Sie, wenn nötig, Ihre Knie, um die Hände in Bodenkontakt zu bringen, dabei sollten sich Finger- und Zehenspitzen ungefähr auf einer Linie befinden.

Atmen Sie ein und bringen Sie das rechte (in der zweiten Runde das linke) Bein nach hinten und legen Sie Ihr Knie auf dem Boden ab. Bleiben Sie mit den Händen beziehungsweise Fingerspitzen in Bodenkontakt und versuchen Sie, Ihren Oberkörper leicht aufzurichten. Schauen Sie dabei in die Horizontale.

Halten Sie die Luft an und geben Sie auch das linke Bein nach hinten. Ihre Arme sind nun durchgestreckt, und Ihr Körper bildet eine nahezu perfekte gerade Linie. Alternativ können Sie auch beide Knie am Boden lassen.

Atmen Sie aus und geben Sie Knie, Brust und Stirn zum Boden.

Atmen Sie ein und richten Sie unter sanfter Zuhilfenahme Ihrer Arme Ihren Kopf und Oberkörper auf. Bleiben Sie aber mit dem Bauch auf dem Boden. Die Rückbeuge sollte hier wieder nur im oberen Rücken stattfinden.

Atmen Sie aus, bringen Sie Ihren Po aufwärts – er bildet in dieser Stellung den höchsten Punkt Ihres Körpers –, indem Sie Ihre Arme und Beine durchstrecken. Ihre Handflächen liegen flach auf dem Boden, Ihre Füße drücken Sie sanft in den Boden. Wenn Sie alles richtig gemacht haben, bilden Sie jetzt einen annähernd rechten Winkel.

Atmen Sie ein, bringen Sie das rechte Bein nach vorn und stellen Sie Ihren rechten Fuß neben Ihre rechte Hand (in der zweiten Runde alles jeweils links). Schauen Sie wieder in die Horizontale. Vergessen Sie das Lächeln beim Yoga nicht, hatte ich das schon erwähnt?

Atmen Sie aus und bringen Sie auch Ihr zweites Bein nach

vorn und stellen Sie Ihren Fuß zwischen Ihren anderen Fuß und die Hand.

Atmen Sie ein und richten Sie sich kontrolliert mit geradem Rücken auf, indem Sie leicht in die Knie gehen. Strecken Sie die Arme wieder weit nach oben aus.

Atmen Sie aus und bringen Sie die Hände zurück in die Namaste-Haltung.

Das war eine Runde des Sonnengrußes. Bei der nächsten Runde machen Sie einfach alles, was Sie in der ersten mit rechts gemacht haben, mit der linken Seite.

Der Sonnengruß mag für den, der mit der Yoga- beziehungsweise Yogan-Praxis beginnt, recht kompliziert klingen, und Sie werden auch eine Weile brauchen, bis Sie die Sequenz erlernt haben. Aber glauben Sie mir, es lohnt sich allemal. Es gibt wenige Übungssequenzen, die mit so wenigen Schritten so viele Muskeln und Organe dehnen, stärken, massieren und aktivieren.

Lassen Sie sich Zeit beim Üben des Sonnengrußes. Bevor Sie anfangen, von einer Stellung in die nächste zu fließen, fokussieren Sie sich auf die körperliche Präzisierung jeder einzelnen Stellung. Dann gehen Sie weiter und verbinden Ihren Atem mit den Stellungen. Es eilt nicht. Denken Sie immer daran: Yoga ist kein Wettkampf. Üben Sie den Sonnengruß zwischen sechs und zwölf Runden.

Jetzt, da Ihre Muskeln schön warm sind, können Sie zu den statischen Asanas übergehen.

Die Phasen des Übens

Um nicht gleich auf mehrere Dinge gleichzeitig achten zu müssen, können Sie die Asanas in den folgenden drei Phasen üben und sich jeweils mehrere Wochen Zeit lassen, bis Sie in die nächste Phase einsteigen (erst wenn Sie in einer Phase sicher sind, erweitern Sie Ihre Praxis; Sie wissen ja: Yoga ist kein Wettkampf):

- Phase 1: Die Gewöhnung. Konzentrieren Sie sich lediglich darauf, in die Stellung zu kommen, die Stellung eine kurze, für Sie angenehme Zeit zu halten, und verlassen Sie die Stellung wieder. Der Körper braucht eine gewisse Zeit, um sich an neue Haltungen zu gewöhnen, und muss erst einmal die Muskeln dafür aufbauen. Wenn Sie sicher für eine Zeit in der Stellung verweilen können, gehen Sie zu Phase 2 über.
- Phase 2: Das Kontrollieren. Da Sie nun leicht in einer Stellung verweilen können, richten Sie Ihre Aufmerksamkeit in einer Asana nach innen und beginnen, Ihren Atem langsam, aber stetig zu kontrollieren. Machen Sie so weit, wie es Ihnen möglich ist, tiefe Atemzüge in den Bauch und verlangsamen Sie nach und nach Ihren Atemrhythmus.
- Phase 3: Das Entdecken. In der letzten Phase beginnen Sie damit, Ihre Stellungen zu richtigen Asanas zu machen. Festigen Sie die Asana. Machen Sie sie unbeweglich, aber erst dann, wenn sie sich für Sie bequem anfühlt. Richten Sie Ihre Aufmerksamkeit nach innen und beginnen Sie nun, sich von Muskel zu Muskel vorzuarbeiten, und entspannen Sie Muskeln, die für

das Halten der Asana nicht notwendig sind. – Hier beginnt die Königsdisziplin. Sie werden überrascht sein, welche Muskeln bei Ihnen angespannt sind, die Sie zum Halten der Asana aber eigentlich gar nicht benötigen. Das Anspannen der Muskeln kostet Energie. Wenn Sie diese Energie einsparen, können Sie die Asanas auch länger halten. Und gerade die Wirkungen auf die Organe und auch auf den Geist entfalten sich erst dann richtig, wenn sie Asanas länger halten. Tasten Sie sich langsam, je nach Schwierigkeit der Asana, an Zeitdauern von einigen Minuten heran.

Die Yogan-Grundreihe

Die Yogan-Grundreihe besteht aus zwölf Asanas, die ideal für Yoga-»Debütanten« in nahezu allen Altersgruppen sind. Sie stärken und flexibilisieren den Körper und wirken harmonisierend auf den ganzen Körper-Geist-Komplex. Es ist empfehlenswert, die ganze Reihe in einem durchzuüben, damit sie die volle Wirkung entfalten kann. Wenn Sie wenig Zeit haben, üben Sie lieber die einzelnen Übungen etwas kürzer, statt auf eine zu verzichten.
Bei den einzelnen Stellungen ist jeweils angegeben, ob Sie außer einer Yogamatte noch weitere Hilfsmittel brauchen.

1. Die Bauchmuskelübung

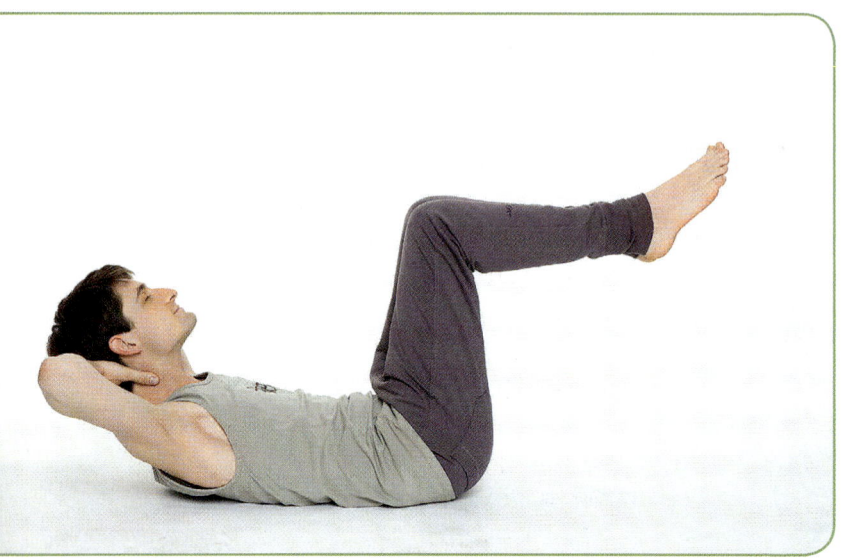

Hilfsmittel: keine.

Legen Sie sich zunächst auf dem Rücken auf Ihre Yoga-matte. Stellen Sie die Füße auf, so dass Ihre Beine einen Winkel von 90 Grad bilden. Geben Sie Ihre Hände gefaltet hinter den Kopf und legen ihn in Ihre Hände. Dann heben Sie die Füße vom Boden ab und ziehen Ihre Knie leicht in Richtung Ihres Kopfes. Gleichzeitig heben Sie den Oberkörper vom Boden ab. Achten Sie darauf, dass Ihre Lendenwirbelsäule weiterhin den Boden berührt und dass Sie Ihren Kopf nicht mit den Händen zu den Knien ziehen. Die Anstrengung und Anspannung der Muskeln sollte hier nur im Bauchbereich stattfinden.

Schließen Sie die Augen und spüren Sie, wie sich alle Muskeln im Bauchbereich anspannen und sich langsam Wärme im Bauch entwickelt. Wenn Sie diese Stellung eine

Zeitlang halten, freut sich Ihr Bauch und wird zu zucken beginnen. Das ist gut. Halten Sie die Stellung noch einen Moment und entspannen Sie sich in der Rückenentspannungslage.

Atmen Sie tief in Ihren Bauch. Die tiefen Atemzüge und Ihre Aufmerksamkeit im Bauchbereich werden die Anspannung lösen, und die Energie wird sich in Ihrem Körper verteilen. Jetzt haben Sie reichlich Energie, um die weiteren Stellungen zu meistern.

Übungsdauer: 30 Sekunden bis 1 Minute.

Wirkungen: Aktivierung des Blutkreislaufs, Anregung der Muskeln des Verdauungs-, Nerven- und Hormonsystems, Müdigkeit schwindet.

Einschränkungen: Führen Sie diese Übung nicht aus bei Bluthochdruck und Herzproblemen.

2. Der Schulterstand

Hilfsmittel: eventuell eine weiche Decke.

Legen Sie sich in einer geraden Linie rücklings auf Ihre Yogamatte. (Um den Nacken etwas zu entlasten, können Sie eine doppelt oder dreifach gefaltete Decke unter Ihre Schultern geben.) Dann lagern Sie Ihre Arme ausgestreckt neben Ihrem Körper mit den Handflä-

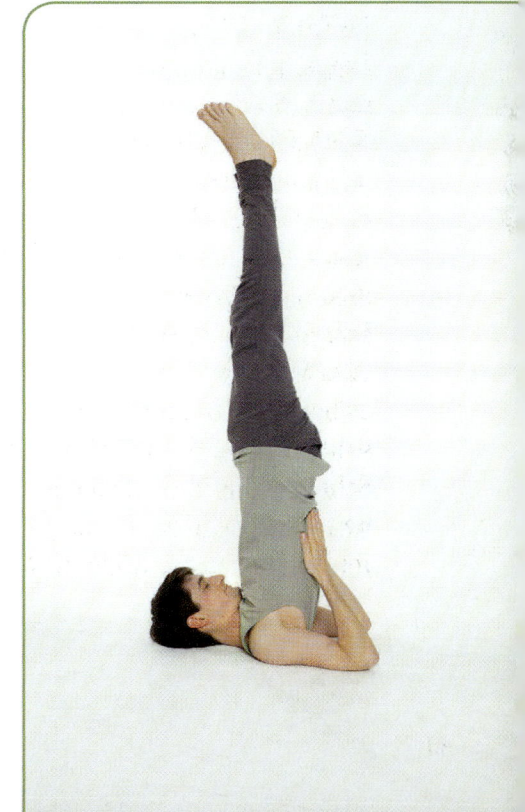

chen auf der Matte. Spannen Sie die Bauchmuskeln an und heben Sie die Beine in die Senkrechte. Nehmen Sie etwas Schwung nach oben und drücken Sie Ihre Ellbogen in die Matte, rollen Sie dabei mit Gesäß und unterem Rücken von der Matte ab und stützen Sie Ihren unteren Rücken nun mit Ihren Händen. Dabei zeigen die Handinnenflächen zum Rücken. Um noch etwas exakter in die Stellung zu kommen, legen Sie Ihre Knie auf Ihrer Stirn ab und bringen Sie die Ellbogen näher zueinander, dann strecken Sie die Beine senkrecht nach oben aus.

Achten Sie dabei auf Ihren Nacken. Er sollte sich in jedem Fall angenehm anfühlen. Atmen Sie bei dieser Übung tief in den Bauch hinein. Dies dürfte nicht allzu schwerfallen, da Sie hier eigentlich gar nicht anders können, als in Ihren Bauch zu atmen.

Verweilen Sie so lange im Schulterstand, wie es Ihnen angenehm ist. Vielleicht motiviert es Sie zusätzlich, länger im Schulterstand zu bleiben, wenn ich Ihnen verrate, dass er verjüngende Wirkung hat. Trotzdem müssen Sie irgendwann wieder aus ihm herauskommen. Lösen Sie dafür die Hände vom Rücken, legen Sie sie mit gestreckten Armen flach auf den Boden und rollen Sie Wirbel für Wirbel aus dem Schulterstand hinaus – kleine Bauchmuskelübung mit inbegriffen. Dann entspannen Sie einige Atemzüge in der Rückenentspannungslage, bevor es zur nächsten Übung geht. Denken Sie daran, immer in den Bauch hineinzuatmen.

Übungsdauer: 30 Sekunden bis 2 Minuten.

Wirkungen: Harmonisierung der Schilddrüsenfunktion und den mit ihr verbundenen Systemen, Lösen von mentalen Anspannungen und Stress, Stärkung des Immunsystems.

Einschränkungen: Lassen Sie diese Stellung aus bei vergrößerter Schilddrüse, Leber oder Milz, Bandscheibenvorfall, hohem Blutdruck oder anderen Herz-Kreislauf-Erkrankungen.

3. Die Schulterbrücke

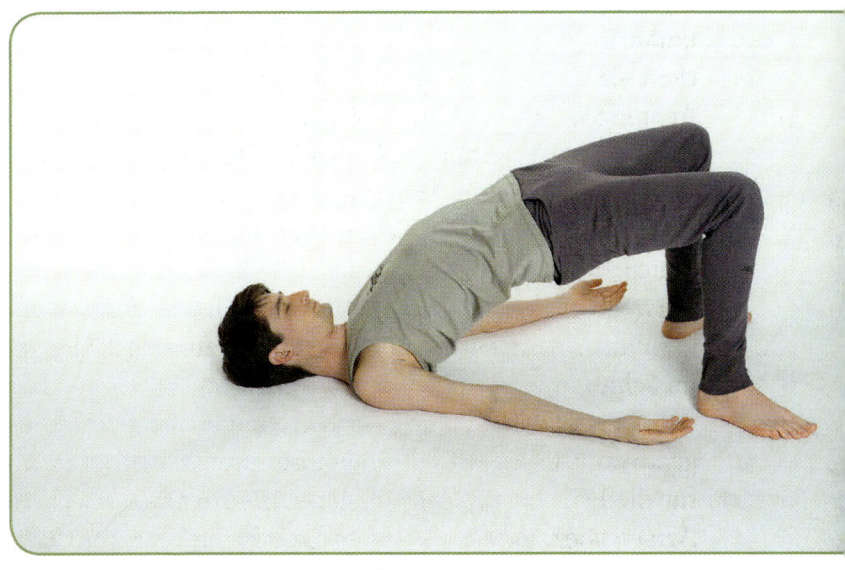

Hilfsmittel: Yogagurt.

Nachdem sich Ihr Puls durch Ihre Bauchatmung nach dem Schulterstand wieder etwas heruntergeregelt hat, können Sie zur nächsten Übung übergehen: der Schulterbrücke. Dazu stellen Sie, ähnlich wie bei der Bauchmuskelübung, die Beine wieder in der Nähe Ihres Gesäßes auf und bilden mit ihnen einen etwas spitzeren Winkel. Die Arme können Sie leicht vom Körper abspreizen, und Ihre Hände liegen auf dem Boden. Dann lösen Sie Ihren Po vom Boden, strecken Oberkörper und Oberschenkel durch, so dass Oberkörper, Gesäß und Oberschenkel eine gerade Linie bilden und nun ans Arbeiten kommen. Versuchen Sie auch in dieser Stellung, wieder in den Bauch zu atmen, und halten Sie sie so lange, wie es angenehm ist für Sie. Dann lösen Sie die Stellung, geben das Gesäß wieder zum Boden, strecken die Beine aus und entspannen einige Momente in der Rückenentspannungslage.

Wenn Sie schon etwas fortgeschrittener sind, können Sie versuchen, Ihre Füße mit den Händen zu fassen und sich so ein bisschen mehr nach oben zu drücken. Das dehnt die Brustmuskeln ungemein und hat ein unglaublich befreiendes Gefühl zur Folge. Sollten Sie Ihre Füße noch nicht gänzlich umfassen können, nehmen Sie einen Yogagurt zuhilfe, geben Sie ihn um Ihre Füße und ziehen Sie sich mit Ihren Händen an den jeweiligen Enden des Gurtes näher zu den Füßen hin.

Übungsdauer: 30 Sekunden bis 1 Minute.

Wirkungen: Dehnung des Bauch- und Hüftbereichs, Stärkung der Oberschenkel- und Gesäßmuskulatur, Aktivierung der Nieren und Nebennieren.

Einschränkungen: Unterlassen Sie diese Asana bei akuten Beschwerden im Hals-Nacken-Bereich.

4. Die einbeinige Vorwärtsbeuge

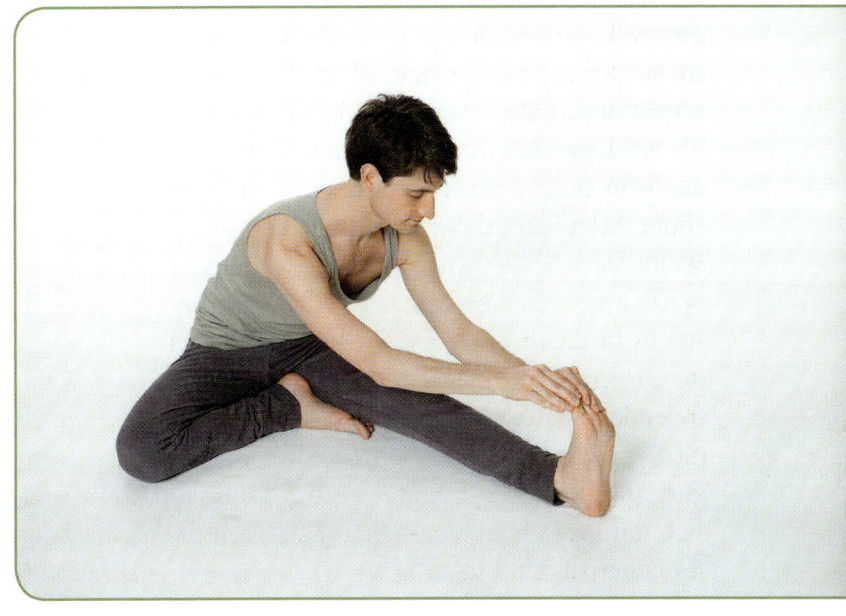

Hilfsmittel: Yogagurt, eventuell ein Meditationskissen.

Nun setzen Sie sich in den Langsitz – Beine und Oberkörper bilden einen rechten Winkel. Winkeln Sie das rechte Bein an, geben Sie Ihren rechten Fuß an die Innenseite des linken Oberschenkels, dann lassen Sie Ihr rechtes Knie Richtung Boden sinken. Ziehen Sie die Zehen des linken gestreckten Beins leicht zu sich hin.

Atmen Sie ein und richten Sie Ihren Oberkörper auf. Atmen Sie aus und lassen Sie Ihren Oberkörper aus der Hüfte mit geradem Rücken nach vorn über Ihr linkes Bein gleiten. Legen Sie Ihre Hände auf den Oberschenkel oder das Schienbein des linken Beins oder greifen Sie zu Ihrem linken Fuß. An dieser Stelle können Sie wieder Ihren Yogagurt nehmen, ihn um Ihren Fuß legen und sich mit seiner Hilfe – aus der Hüfte – hingebungsvoll tiefer in die Stellung hineinarbeiten.

Atmen Sie auch hier wieder tief in Ihren Bauch und lassen Sie sich mit jedem weiteren Atemzug tiefer in die Stellung hineingleiten. Bevor Sie womöglich einschlafen, wechseln Sie aber bitte die Seite.

Bei der Vorwärtsbeuge kommt es nicht darauf an, dass Sie sich so weit wie möglich zu den Füßen ziehen, sondern dass Sie Flexibilität in der Hüfte gewinnen. Es bringt also nichts, wenn Sie Ihren oberen Rücken krümmen, um näher zu Ihren Füßen zu gelangen. Diese Stellung ist eine ideale Asana, um Hingabe und Demut zu entwickeln. Denn es dauert doch schon recht lange, bis Sie mit der Nasenspitze die Knie berühren können.

Alternativ zum Gurt können Sie auch einmal ausprobieren, sich auf das vordere Drittel Ihres Meditationskissens zu setzen und so die Vorwärtsbeuge zu üben. Dadurch wird Ihr Rücken tendenziell etwas gerader, Sie bekommen Ihren Bauch näher zum Oberschenkel beziehungsweise den Oberschenkeln, und Sie geraten nicht in Versuchung, die Arbeit mit dem Gurt zu sehr auszuweiten. Bleiben Sie bei dieser Übung hingebungsvoll, dann wirkt sie am effektivsten.

Übungsdauer: 1 bis 2 Minuten.

Wirkungen: Verbesserung der Beweglichkeit der Hüftgelenke. Bauch- und Beckenbereich werden massiert und aktiviert. Entwicklung von Hingabe und Mitgefühl.

Einschränkungen: Vermeiden Sie diese Stellung bei Ischiasproblemen oder einem Bandscheibenvorfall.

5. Die schiefe Ebene

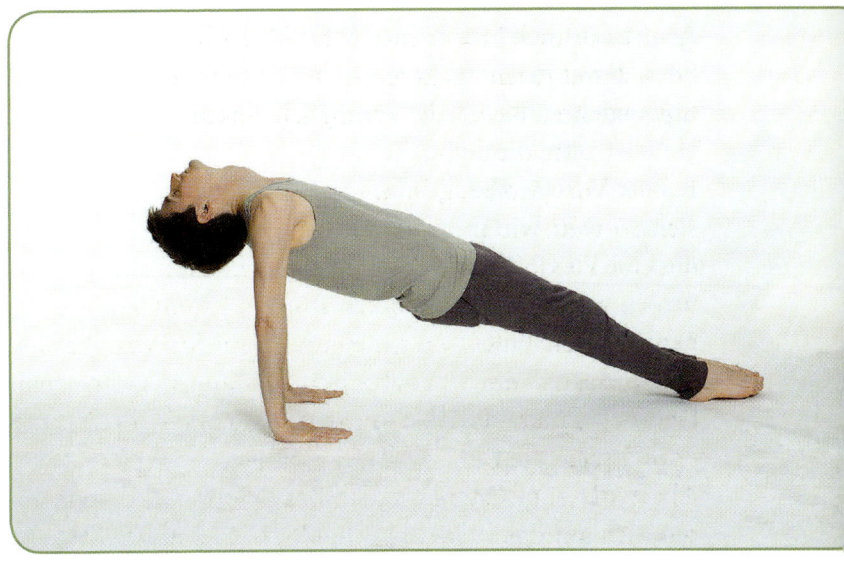

Hilfsmittel: keine.

Die schiefe Ebene dient Ihnen hauptsächlich als Gegenstellung zur Vorwärtsbeuge. Ausgehend vom Langsitz, in dem Sie nach der Vorwärtsbeuge bereits sitzen sollten, geben Sie die Hände mit gestreckten Armen hinter sich auf den Boden. Je nachdem, wie flexibel Ihre Handgelenke sind, lassen Sie Ihre Finger von Ihnen weg oder zu Ihnen hin zeigen. Dann heben Sie Ihr Gesäß und strecken Ihren Oberkörper in Richtung Himmel.

Nun haben Sie die Möglichkeit, in dieser Position ähnlich wie ein Tisch zu verweilen, oder Sie strecken Ihre Beine ebenfalls durch und bilden mit dem gesamten Körper eine »schiefe Ebene«. Wenn Sie keine Nackenprobleme haben, können Sie Ihren Kopf in den Nacken geben. Anderenfalls schauen Sie zu Ihren Füßen. Atmen Sie tief, halten Sie die Stellung so lange, wie Sie können, und senken Sie dann Ihr Gesäß wieder Richtung Boden. Anschließend kommen Sie in die Bauchentspannungslage und nutzen auch hier wieder die regenerierende Bauchatmung, um neue Energie für die nächste Stellung zu tanken und Ihren Puls herunterzuregulieren.

Übungsdauer: 30 Sekunden bis 1 Minute.

Wirkungen: Stärkung der Schultern, Oberschenkel und Handgelenke. Belebung des Lendenbereichs der Wirbelsäule.

Einschränkungen: Verzichten Sie auf diese Asana bei Bluthochdruck, Herzerkrankungen und schwachen Handgelenken.

6. Die Sphinx

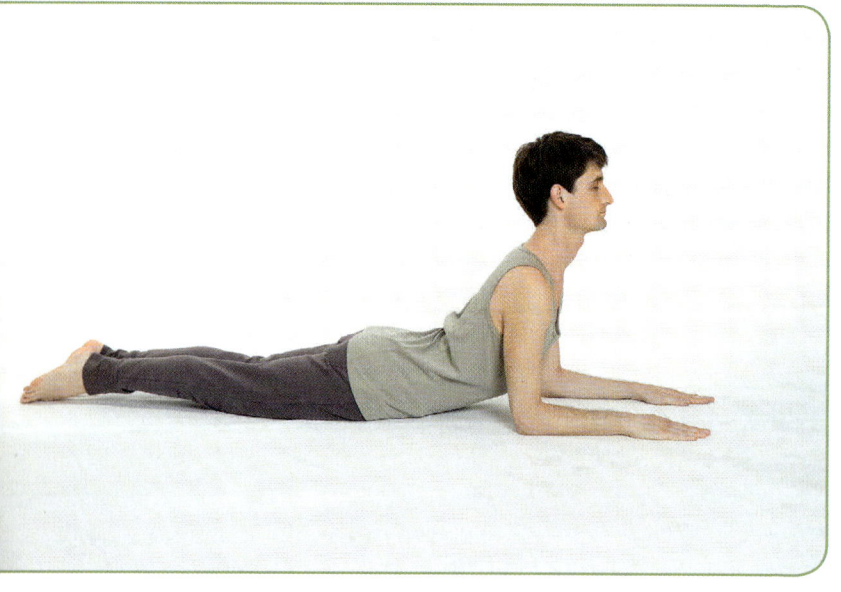

Hilfsmittel: keine.

Ausgehend von der Bauchentspannungslage bringen Sie Ihre Beine wieder zusammen, so dass die Fersen sich berühren, strecken die Beine durch und bringen die Fußrücken auf den Boden beziehungsweise lassen die Fußsohlen nach oben zeigen. Beugen Sie Ihre Arme und geben Sie die Unterarme rechts und links neben Ihrem Kopf auf den Boden, die Handflächen zeigen nach unten und die Finger nach vorn.

Bringen Sie die Unterarme und Ellbogen so nah wie möglich an Ihren Körper, dann heben Sie beim Einatmen Kopf, Schultern und Brust, indem Sie die Oberarme in die Senkrechte bringen. Ellbogen, Unterarme und Hände bleiben hierbei fest im Boden verwurzelt. Schließen Sie die Augen und atmen Sie auch hier wieder tief in den Bauch. Halten Sie diese Stellung eine Zeitlang und gleiten Sie anschließend wieder zurück in die Bauchentspannungslage.

Übungsdauer: 1 bis 2 Minuten.

Wirkungen: Verbesserung und Vertiefung der Atmung, Verbesserung der Wirbelsäulenflexibilität, Stärkung der Arme und Schultern.

Einschränkungen: keine.

7. Die halbe Heuschrecke

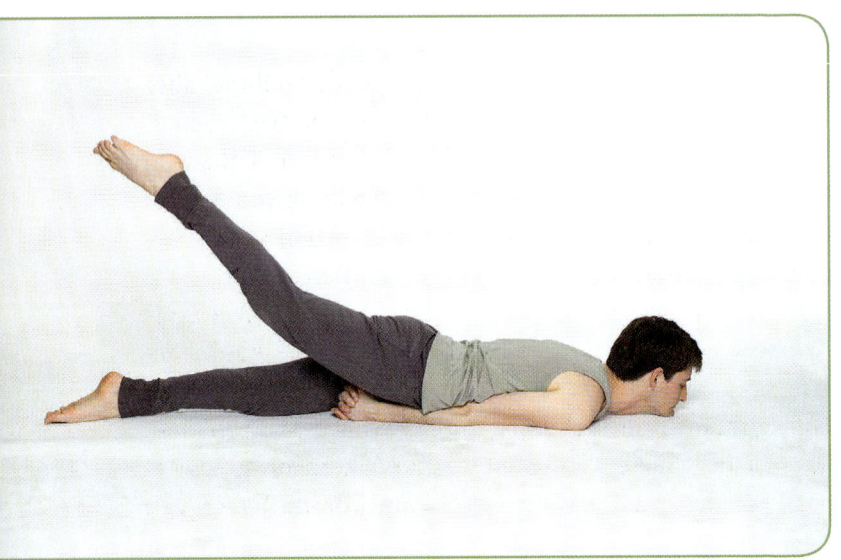

Hilfsmittel: keine.

Nun kommen Sie zu der sogenannten halben Heuschrecke, indem Sie aus der Bauchentspannungslage heraus die Füße wieder zusammenführen und die Fußsohlen nach oben zeigen lassen. Anschließend geben Sie die gestreckten Arme unter Ihren Oberkörper und die Hände, entweder mit den Handflächen flach auf dem Boden oder zu einer Faust geballt, zwischen Ihre Oberschenkel auf den Boden. Halten Sie beide Beine während der Übung gestreckt. Dann setzen Sie das Kinn auf den Boden und heben einatmend das rechte Bein so hoch, wie Sie können, in Richtung Decke. Halten Sie die Stellung einige Atemzüge lang und achten Sie darauf, dass Sie das Becken nicht kippen. Dann wechseln Sie die Seite. Wiederholen Sie dies zwei- bis dreimal oder gehen Sie nach der ersten Runde in die ganze Heuschrecke, indem Sie beide Beine gleichzeitig vom Boden lösen und so weit nach oben geben, wie Sie können.

Zugegeben, dies ist eine recht anstrengende Stellung, aber sie ist sehr energetisierend. Wenn Sie sie eine Weile gehalten haben, lösen Sie Ihre Hände und holen Ihre Arme wieder hervor, dann kommen Sie in die Stellung des Kindes und verweilen dort so lange, bis sich Ihr Atem wieder beruhigt hat. Spüren Sie vor allem in den Bereich des unteren Rückens und des Gesäßes hinein. Das Verweilen Ihrer Aufmerksamkeit in diesen Bereichen wird Sie besonders gut entspannen können.

Übungsdauer: jede Seite 30 Sekunden bis 1 Minute.

Wirkungen: Stärkung des unteren Rückens und der Pomuskulatur, beugt Rückenschmerzen vor und regt den Appetit an.

Einschränkungen: Vermeiden Sie diese Asana bei hohem Blutdruck und Herzerkrankungen, da sie sehr anstrengend ist.

8. Die diagonale Katze

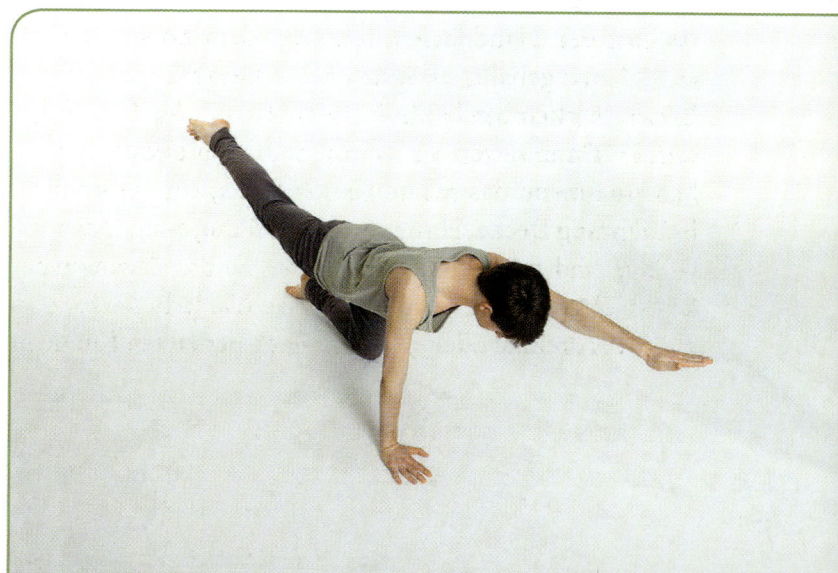

Hilfsmittel: keine.

Ausgehend von der Stellung des Kindes können Sie nun in den Vierfüßlerstand kommen: Ihre Schienbeine und Fußrücken befinden sich auf dem Boden, Ihre Hüfte ist über Ihrem Knie, Ihre Arme sind durchgestreckt, Hände flach auf dem Boden und exakt unter den Schultern positioniert. Dies ist die Ausgangsstellung für die diagonale Katze, die Sie in zwei Varianten ausführen können:

• die statische Variante: Strecken Sie Ihr rechtes Bein nach hinten und Ihren linken Arm nach vorn aus. Halten Sie diese Stellung, solange Sie mögen, und wechseln Sie dann die Seite.

• die dynamische Variante: Führen Sie die statische Variante aus, bringen Sie jedoch an der Stelle, an der Sie die Seite wechseln sollten, das Knie des ausgestreckten Beines in Richtung Ihres Kinns und geben Sie den nach vorn ausgestreckten Arm nach hinten Richtung Gesäß. Wiederholen Sie das einige Male und verbinden Sie diese Übung mit Ihrem Atem: Beim Einatmen strecken Sie Arm und Bein aus, beim Ausatmen führen Sie den Arm nach hinten und das Knie in Richtung Kinn. Danach wechseln Sie auch hier die Seite und führen die gleiche Anzahl an Bewegungen durch.

Übungsdauer: statisch jede Seite 30 Sekunden bis 1 Minute, dynamisch fünf bis zehn Wiederholungen.

Wirkungen: Stärkung und Lockerung der Rückenmuskulatur, Lockerung der Beine und Hüftgelenke, Anregung und Förderung der Durchblutung und Verdauung des Bauchbereichs.

Einschränkungen: keine.

9. Der halbe Drehsitz

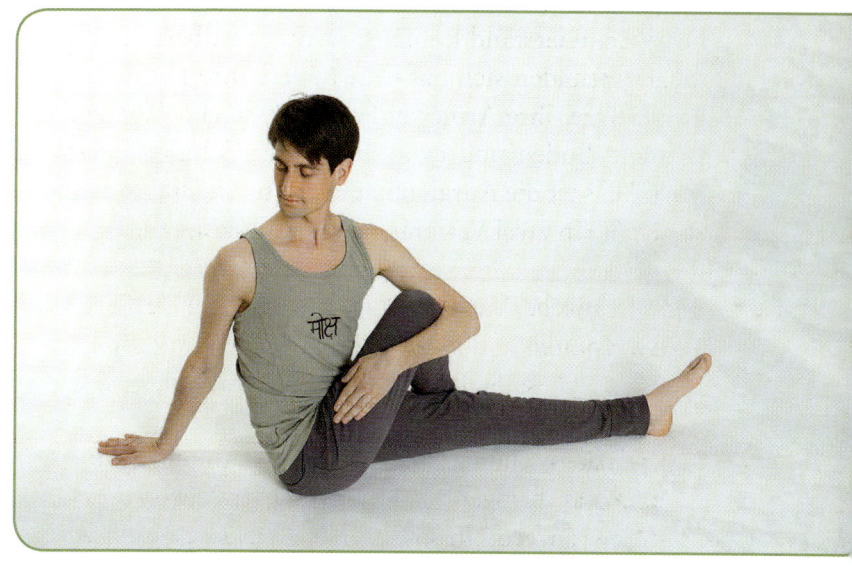

Hilfsmittel: keine.

Nun kommen Sie zu einer etwas entspannenderen Übung: dem halben Drehsitz. Dazu gehen Sie zunächst wieder in den Langsitz, den Sie bereits aus der Vorwärtsbeuge kennen. Winkeln Sie Ihr rechtes Knie leicht an und stellen Sie Ihren rechten Fuß links neben Ihr linkes Knie. Dann drehen Sie Ihren Oberkörper nach rechts, geben Ihren linken Arm um das rechte Knie und legen Ihre linke Hand auf Ihren Oberschenkel. Stellen Sie anschließend Ihre rechte Hand hinter sich auf dem Boden ab und lassen Sie Ihren Blick über die rechte Schulter gerichtet. Atmen Sie in den Bauch und pressen Sie ihn leicht gegen Ihre Oberschenkel. Wenn Sie die Stellung eine Weile gehalten haben, bauen Sie sie nach und nach in die andere Richtung auf. Achten Sie hier besonders darauf, dass sich beide Sitzbeinhöcker auf dem Boden befinden und Sie nicht auf Ihrer Ferse sitzen.

Diese Übung scheint nach der Anleitung schwieriger zu sein, als sie eigentlich ist. Gott sei Dank hat der Fotograf großartige Arbeit geleistet: Schauen Sie sich einfach das Bild an, dann sollte es gleich klar sein.

Wenn Sie sich erst einmal in dieser Stellung zurechtgefunden haben und die Augen geschlossen halten können, dann versuchen Sie, sich mit jeder Einatmung aufzurichten und mit jeder Ausatmung tiefer in die Drehung hineinzukommen. Spielen Sie hier ein wenig mit Ihren Bauch- und unteren Rückenmuskeln. Sie werden staunen, was sich da alles machen lässt beziehungsweise was Sie plötzlich an Muskeln entdecken, die Sie aktiv steuern können.

Übungsdauer: 1 bis 2 Minuten für jede Seite.

Wirkungen: Streckung und Stärkung der seitlichen Rückenmuskulatur, Harmonisierung der Adrenalinausschüttung, verbessert die Beweglichkeit der Zwischenwirbelgelenke.

Einschränkungen: Lassen Sie diese Asana bei Ischiasproblemen oder einem Bandscheibenvorfall aus.

10. Die stehende Vorwärtsbeuge

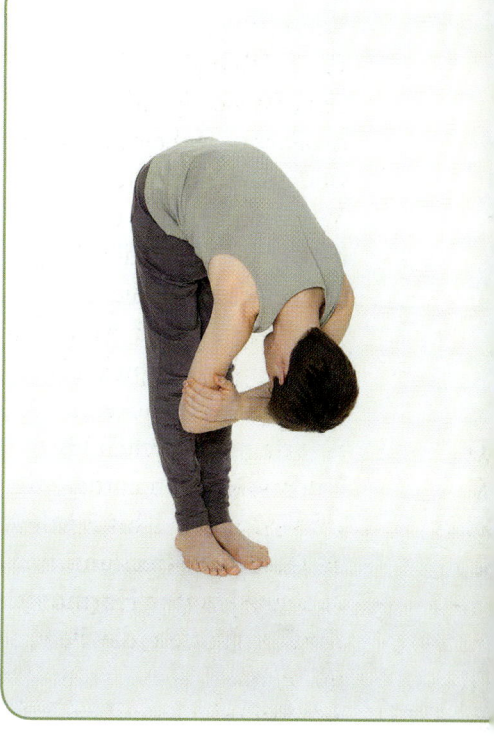

Hilfsmittel: keine.

Nun kommen Sie zum Stehen und zu einer einfachen, aber dennoch sehr wirkungsvollen Stellung, die Sie im Übrigen auch immer mal wieder zwischendurch in Ihrem ganz normalen Alltagsleben üben können, wenn sich die Gelegenheit dazu ergibt und Ihnen gerade danach ist.

Richten Sie sich ganz gerade auf. Stellen Sie Ihre Füße zusammen, strecken Sie die Beine durch. Ziehen Sie das Schambein nach oben und das Steißbein nach unten. Atmen Sie ein und ziehen Sie die Schultern zu den Ohren, atmen Sie aus und geben Sie die Schultern nach hinten unten. Dann atmen Sie ein, heben die Arme weit nach oben und atmen aus. Beugen Sie den Oberkörper zunächst mit geradem Rücken nach vorn, dann lassen Sie den Oberkörper von der Schwerkraft nach unten ziehen und ihn ganz entspannt hängen. Die Hände können Sie in Richtung Füße halten beziehungsweise auf die Füße legen oder die Arme einfach ineinander verschränken.

Atmen Sie sehr tief in den Bauch hinein und halten Sie

diese Stellung einige Atemzüge lang, bis Sie Wirbel für Wirbel wieder aus der Stellung herauskommen. Hier können Sie besonderes Ihre Achtsamkeit schulen. Kommen Sie wirklich ganz langsam aus der Stellung heraus und beobachten Sie und nehmen Sie wahr, wie es sich anfühlt, wenn jeder einzelne Wirbel wieder in die aufrechte Position zurückgleitet und wie sich Ihr Körperempfinden ändert, wenn Sie wieder in die Senkrechte kommen. Bleiben Sie anschließend noch einen Moment mit geschlossenen Augen stehen und spüren Sie dem Ganzen nach.

Fortgeschrittene, die sich hier etwas fordern wollen und tiefer gehen möchten, können die Unterarme hinter den Waden halten und sich so etwas weiter in die Stellung hineinbegeben.

Übungsdauer: 30 Sekunden bis 1 Minute.

Wirkungen: Massage der Verdauungsorgane, Anregung der Rückenmarksnerven, Verbesserung der Stoffwechselaktivität und der Konzentration.

Einschränkungen: Vermeiden Sie diese Asana bei Bluthochdruck, Herzproblemen und akuten Rückenbeschwerden.

11. Der Baum

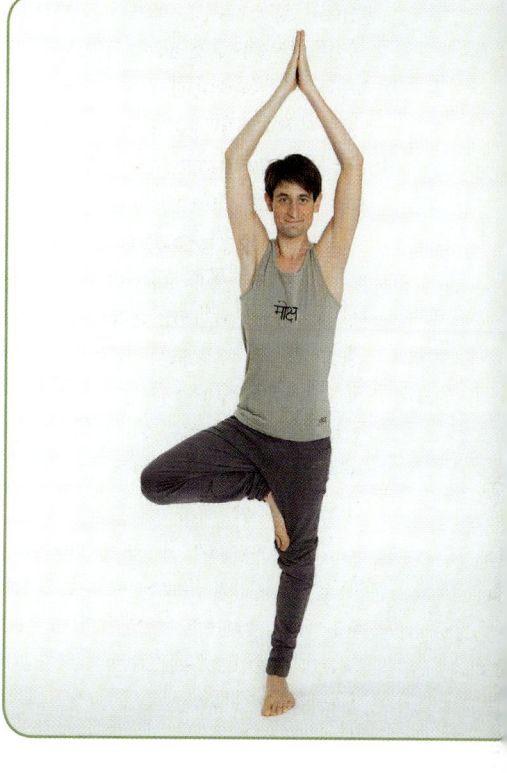

Hilfsmittel: keine.

Aus der stehenden Position heraus – sie heißt übrigens »Bergstellung« – können Sie jetzt wieder in eine etwas forderndere Stellung hineinkommen: den Baum.

Direkt zu Beginn öffnen Sie die Augen und fixieren einen sich nicht bewegenden Punkt vor Ihnen. (In Yogastunden fixiert man gern den Schüler vor sich. Wenn dieser aber hin und her wackelt, wird es für Sie schwerer.) Dann winkeln Sie Ihr rechtes Bein an und bringen die Fußsohle an die Innenseite des linken Oberschenkels. Nun atmen Sie aus und bringen die Hände in die Namaste-Haltung: Die Handflächen berühren sich vor dem Herzen, und die Unterarme sind parallel zum Boden. Dann atmen Sie ein und geben die Hände mit zusammengefalteten Handflächen über Ihren Kopf. Nun atmen Sie konzentriert ein und aus und finden Ihre Mitte. Nach einigen Atemzügen wechseln Sie auch bei dieser Stellung wieder die Seiten.

Vermutlich klappt sie nicht direkt beim ersten Mal. Üben Sie dann einfach weiter. Gerade bei den Gleichgewichtsübungen merken wir, wie konzentriert beziehungsweise unkonzentriert unser Geist ist. Körper und Geist sind eng miteinander verbunden und bilden eine Einheit. Je konzentrierter wir im Geist sind, desto mehr können wir auch unseren Körper beherrschen. Und bei dieser Stellung kommt es fast nur auf die Konzentration des Geistes an. Wenn ich mich nicht fokussiere, kann ich sie kaum halten, obwohl ich sie schon einmal mehrere Minuten habe durchführen können. Also nur Mut! Und Gelassenheit – ach, und Konzentration natürlich auch …

Übungsdauer: jede Seite 30 Sekunden bis 1 Minute.
Wirkungen: Stärkung der körperlichen und geistigen Festigkeit, Entwicklung von mehr Gleichgewicht.
Einschränkungen: keine.

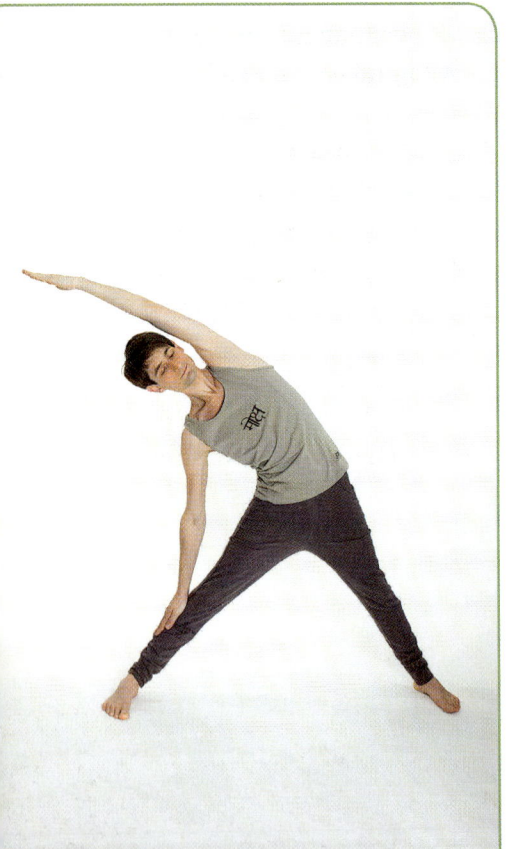

12. Das Dreieck

Hilfsmittel: keine.
Zu guter Letzt üben Sie in der Grundreihe nun das Dreieck. Stellen Sie sich dazu quer auf Ihre Yogamatte, die Beine stehen 1 bis 1,20 Meter auseinander. Richten Sie Ihren Oberkörper gerade auf. Dann atmen Sie ein und bringen den rechten Arm gestreckt nach oben neben Ihr Ohr. Beim Ausatmen beugen Sie sich zur linken

Seite, wobei Sie den linken Arm zwar als leichte Stütze nutzen können, Ihre linke Hand aber bitte nicht aufs Knie, sondern aufs Bein stützen. Halten Sie diese Stellung einige Atemzüge lang. Ruhig etwas länger, als Sie sie halten zu können denken. Es ist die letzte Stellung in dieser Grundreihe. Danach haben Sie es geschafft, und es geht in die Tiefenentspannung.

Gut, dann wechseln Sie die Seite. Atmen Sie auch hier einige Male und richten Sie sich dann beim Einatmen wieder auf, bringen Sie die Füße erneut nebeneinander und schließen Sie die Augen.

Bleiben Sie eine Weile stehen und spüren Sie dem Ganzen nach. Fühlen Sie Ihren gesamten Körper nach der Asana-Praxis. Vielleicht können Sie Ihr Empfinden vor der Übungsreihe noch einmal in Erinnerung rufen und mit Ihrem aktuellen Gefühl vergleichen. Und? Ein wunderbares Gefühl, oder? Dann dürfen Sie sich nun auf Ihre Matte legen, alle viere von sich strecken und genüsslich in die Tiefenentspannung gleiten.

Die Endentspannung ist nach dem Üben der Asanas essenziell. Sie entspannt nicht nur die Muskeln, sondern harmonisiert auch die durch die Asana-Praxis frei gewordene Energie. Versuchen Sie, sich wenigstens für einige Minuten hinzulegen. Eine Anleitung zur Tiefenentspannung finden Sie im folgenden Kapitel.

Übungsdauer: jede Seite circa 30 Sekunden.

Wirkungen: günstige Beeinflussung der seitlichen Rücken- und Beinmuskulatur, Anregung des Nervensystems.

Einschränkungen: keine.

Tiefenentspannung, der tägliche Shutdown

Nach wie vor scheint sich das Leben in unserem Umfeld immer mehr zu beschleunigen. Wir sind gewollt oder unfreiwillig einer stets zunehmenden Flut von Eindrücken ausgesetzt und müssen immer mehr Aufgaben zur gleichen Zeit bewältigen. Hoher Blutdruck, eine schnellere Herzfrequenz, ein zu hoher Adrenalinspiegel und angespannte oder gar verspannte Muskeln sind nur einige der unerwünschten Folgen, wenn wir uns von dieser Hektik vereinnahmen lassen.

Eine mögliche Vorbeugemaßnahme bietet uns auch hier im Rahmen der Yogan-Praxis die Tiefenentspannung. Durch Entspannungstechniken werden Stresshormone abgebaut und Glückshormone ausgeschüttet. Der ganze Kreislauf wird auf ein gesundes Maß heruntergefahren, zu hoher Blutdruck senkt sich, Anspannungen lösen sich, und das Immunsystem wird angeregt. Tiefenentspannung trägt maßgeblich dazu bei, den Körper zu relaxen sowie den Geist zu beruhigen, und hat somit einen positiven Einfluss auf unsere grundsätzliche Einstellung dem Leben gegenüber. 10 bis 15 Minuten Tiefenentspannung am Tag, regelmäßig ausgeübt, wirken da schon Wunder.

Es gibt viele verschiedene Techniken, und je nach Ihren Vorlieben wird Ihnen die eine besser und die andere weniger gut gefallen oder auch nützlich sein. Vermutlich haben Sie bereits von Phantasiereisen, Visualisierungen, Progressiver Muskelentspannung oder Autosuggestion gehört oder sie bereits praktiziert.

Um Ihnen den Einstieg in die Tiefenentspannung zu erleichtern, stelle ich Ihnen hier eine klassische Übungsreihe vor. Sie besteht aus den Schritten Progressive Muskelentspannung, Autosuggestion, Visualisierung und Affirmation. Somit vereint diese Art der Tiefenentspannung mehrere unserer Sinne, so dass Ihre persönlichen Präferenzen sicher berücksichtigt werden.

Eine klassische Tiefenentspannung

Legen Sie sich auf Ihrer Yogamatte auf den Rücken und decken Sie sich mit einer warmen Decke zu. Die Beine sind mindestens hüftbreit voneinander entfernt, die Zehen fallen locker nach außen, die Fersen liegen innen. Die Arme sind leicht vom Körper abgespreizt, die Handflächen zeigen nach oben, die Finger sind entspannt. Ziehen Sie Ihr Kinn leicht zur Brust, um den Nacken lang zu machen und in die Verlängerung der Wirbelsäule zu bringen. Drehen Sie den Kopf beim Ausatmen nach links, beim Einatmen zur Mitte, beim Ausatmen nach rechts, beim Einatmen wieder zurück zur Mitte. Überprüfen Sie noch einmal Ihre Position und vergewissern Sie sich, dass Sie die nächsten 10 bis 15 Minuten ruhig liegen bleiben können.

Atmen Sie einige Male tief in den Bauch ein und wieder aus. Gehen Sie Ihren Tag oder die gerade ausgeführte Yogapraxis noch einmal im Kopf durch und lassen Sie sie Revue passieren. Beenden Sie Ihren geistigen Spaziergang mit der Ankunft im Hier und Jetzt.

Progressive Muskelentspannung

Sie beginnen nun mit der Progressiven Muskelentspannung, indem Sie die Körperteile nach und nach an- und wieder entspannen. Heben Sie Ihr linkes Bein einige Zentimeter vom Boden ab, ziehen Sie die Zehen zu sich hin und spannen Sie das gesamte Bein an, so fest Sie können. Halten Sie die Anspannung für etwa 3 Sekunden im Bein, dann lassen Sie das Bein langsam los und legen es wieder auf dem Boden ab.

Nun heben Sie das rechte Bein vom Boden ab, ziehen die Zehen zu sich hin und spannen es 3 Sekunden lang fest an. Dann lassen Sie los und legen es sanft ab.

Drücken Sie nun die Fersen und Schulterblätter in den Boden und heben Sie das Gesäß einige Zentimeter vom Boden ab. Spannen Sie das Gesäß und den unteren Rücken, so fest Sie können, für 3 Sekunden an. Dann wieder zurück auf den Boden.

Heben Sie nun den Brustkorb leicht vom Boden ab und ziehen Sie die Schulterblätter zusammen. Fest anspannen. Und loslassen. Drücken Sie jetzt den unteren Rücken fest in den Boden und spannen Sie Bauch- und Brustmuskeln fest an. 3 Sekunden halten. Und wieder loslassen. Nun heben Sie die Arme leicht vom Boden ab, machen Fäuste, spannen Ober- und Unterarm an, halten dies 3 Sekunden und entspannen. Ziehen Sie jetzt die Schultern zu den Ohren hoch. Anspannen. Und loslassen. Zum Schluss ziehen Sie all Ihre Gesichtsmuskeln zur Nasenspitze hin zusammen. Und loslassen.

Damit wäre der anstrengendere Part vorüber. Jetzt geht's ans reine Entspannen.

Autosuggestion

Bei Autosuggestionen formulieren Sie einfache Sätze, die Ihnen auf bewusster und unbewusster Ebene beim Entspannen einzelner Körperteile helfen. Die Sätze bauen sich immer gleich auf und werden im Geiste wiederholt. Je öfter Sie sie verwenden, desto intensiver werden sie wirken. Irgendwann brauchen Sie die Sätze gar nicht mehr vollständig zu wiederholen. Oft reicht dann schon ein Erfühlen des jeweiligen Körperteils verbunden mit einer kurzen Benennung aus.

Spüren Sie in die Füße und wiederholen Sie laut oder im Geist: »Ich spüre meine Füße. Ich entspanne meine Füße. Meine Füße sind vollkommen entspannt.« Dann gehen Sie über zu den Beinen. Spüren Sie sich in die Beine hinein und wiederholen Sie: »Ich spüre meine Beine. Ich entspanne meine Beine. Meine Beine sind vollkommen entspannt.« Dann gehen Sie weiter zum nächsten Körperteil und formulieren Ihre Autosuggestionen entsprechend um. Gehen Sie zu Hüfte und Gesäß, zum Rücken, zum Bauch und zur Brust, zu den Händen und Armen; Nacken, Hinterkopf und Gesicht.

Beenden Sie nun Ihre Autosuggestionen und lassen Sie Ihr Unterbewusstsein für Sie weiterarbeiten. Es wird die von Ihnen angesprochenen Körperteile in den nächsten Minuten von allein weiterentspannen.

Visualisierung

Nun ist es an der Zeit, dass Sie sich mental auf eine kleine Reise begeben. Lösen Sie sich dazu von Ihrem Körperempfinden und stellen Sie sich einen Ort Ihrer Wahl vor. Das kann eine reale oder fiktive Umgebung sein. Sie können sich dort an die Gesetze der Natur halten, oder Sie setzen sich darüber hinweg und können in Ihrer Vorstellung beispielsweise fliegen oder schweben. Malen Sie sich die Situation so detailliert aus, wie es Ihnen möglich ist, und verbleiben Sie dort einige Minuten in der Stille.

Affirmation

Irgendwann wird es dann so weit sein, dass Sie zurückkehren möchten. Lösen Sie sich allmählich von dem Ort Ihrer Wahl und bringen Sie Ihre Bewusstheit wieder zurück in Ihren Körper. Atmen Sie einige Male tief durch, belüften Sie Ihre Lungen und bringen Sie wieder Aktivität und neue Energie in Ihren Körper. Bleiben Sie noch einen Moment liegen.

Wenn Sie nun so entspannt sind und ein Gefühl von Liebe und Ganzheit empfinden sollten, wenn Sie Verbundenheit fühlen, dann weiten Sie Ihre Empfindung bis ins Unendliche aus und spüren Sie sich wirklich mit allen Lebewesen verbunden. Weiten Sie sich in Gedanken auf Ihr näheres Umfeld aus, weiten Sie sich auf die Tierwelt, die Pflanzenwelt und das ganze Universum aus. Fühlen Sie sich verbunden mit dem Sie Umgebenden und schicken Sie ihm Ihre tief empfundene Liebe und Ihr Mitgefühl. Versuchen Sie affirmativ, dieses Gefühl detailliert in Geist und Körper abzuspeichern und es auch im Alltag hervorzurufen und zu kultivieren.

Yoga geschieht nicht nur auf der Yogamatte. Yoga und Yogan sind viel mehr als die Beschäftigung mit uns selbst. Die Zeit, die wir mit uns allein verbringen, gibt uns die Kraft und die Energie, die wir benötigen, um Großartiges in der Welt bewirken zu können, Gutes zu tun und mitfühlend mit allen Lebewesen umzugehen. Voller Respekt und Achtung vor dem Leben. Voller Mitgefühl und Liebe. Zu allem und jedem.

Pranayamas – Atemübungen für die Energie im Alltag

Wir sprechen häufig über Energie, wobei es allerdings hauptsächlich darum geht, wie wir in Zukunft unsere äußere Energieversorgung sichern. Kein Wunder, denn ohne Energie gibt es keine Bewegung beziehungsweise Umwandlung, und unsere fossilen Ressourcen werden immer knapper.

Bereits bei den Pflanzen fängt die für uns lebenswichtige Erzeugung von energiereichen aus energieärmeren Stoffen an, denn durch die Verarbeitung des Sonnenlichts (Photosynthese) produzieren sie unter anderem Kohlenhydrate und weitere Nährstoffe.

Die Energie, die wir benötigen, kommt zu einem großen Teil aus unserer Nahrung und ermöglicht uns das Leben. Die Yogis sagen aber, dass die durch die Nahrung verfügbar gemachte Energie auf der Ebene der Materie nicht die einzige ist, auf die wir zurückgreifen können. Es gibt noch eine subtilere, die zwar mit den heute anerkannten wissenschaftlichen Methoden nicht messbar, jedoch von uns selbst erfahrbar ist: Prana.

Prana ist das, was der Materie das Leben schenkt. Prana ist Bewegung, und Bewegung ist Energie. Energie ist Leben. Prana ist in allem und jedem. In unterschiedlicher Konzentration. Prana macht die Welt lebendig: Menschen, Tiere, Pflanzen, ja selbst Gestein ist in Bewegung und enthält Energie – wenn auch wenig und mit den Sinnen nicht zu erfassen. Aber jeder Physiker wird Ihnen erklären können, dass sich alles auf atomarer Ebene und in längeren Zeiträumen gedacht in Bewegung befindet. Das eine mehr, das andere weniger.

Es gibt Menschen, die viel Prana, und solche, die wenig Prana ausstrahlen. Sicher kennen auch Sie das, wenn jemand einen Raum betritt und alle Anwesenden von seiner charismatischen Erscheinung in den Bann gezogen werden. Wenn Menschen Vorträge halten und sie mit ihrer Stimme, Gestik und Mimik, mit ihrem gesamten Auftreten das Publikum faszinieren? Wenn Leute andere mit ihrer Lebensfreude anstecken – allein durch ihre Anwesenheit? Das alles sind Beispiele für Menschen mit viel Prana. Und Sie können im Rahmen Ihrer Yogan-Praxis insbesondere durch Pranayamas und eine gesunde, nährstoffreiche vegane Ernährung, die viel Prana enthält, Ihr Prana erhöhen und ebenfalls einer dieser Menschen werden, wenn Sie nicht bereits schon einer sind. Menschen, die andere mitreißen. Menschen, die die Welt bewegen. Menschen, die positive Veränderungen bringen. Menschen, die die Welt zu einem für uns alle besseren und schöneren Ort machen möchten. Menschen mit Enthusiasmus und mit Leidenschaft.

Prana heißt im Sanskrit »Atem, Lebensodem« und bedeutet so viel wie »Lebensenergie«. Es ist die kosmische Energie, die den Körper durchdringt und erhält. Yama heißt »Kontrolle, Beherrschung«. Pranayama ist also die »Beherrschung der Lebensenergie«. Prana ist eng mit dem Atem verbunden, obgleich Prana nicht mit dem Atem gleichzusetzen ist. Dennoch ist der Atem unser Hauptschlüssel, um mehr Prana zu erlangen, und Prana manifestiert sich am deutlichsten im Atem. Im praktischen Sinne besteht Pranayama also aus Atemübungen, die uns zu mehr Energie verhelfen und das Mehr an Energie harmonisieren.

Neben den eigentlichen Pranayama- und anderen Yoga-techniken spielt vor allem im Yogan-Konzept Ihre Ernährung eine große Rolle, um Ihr Prana zu erhöhen. Es gibt Lebensmittel, die ihren Namen verdienen und Ihnen Leben und somit Prana schenken. Und es gibt Nahrungsmittel, die dieses Namens weniger würdig sind, weil sie zwar Nährstoffe zuführen, diese aber minderwertig sind oder bei der Verdauung im Körper zu viel Energie verbrauchen, außerdem wenig Prana enthalten und somit in der Gesamtbilanz Prana entziehen. Frisches Obst und Gemüse leben, wenn wir sie richtig zubereiten und genießen, und enthalten demnach viel Prana. Fleisch und Fleisch-produkte hingegen befinden sich beispielsweise schon im Verwesungsprozess und sind tot, wenn sie verzehrt werden, und enthalten demzufolge kaum noch Prana. Den unbedingten Vorteil einer veganen Ernährung zu verstehen ist aber eigentlich noch simpler: Sie brauchen nur einmal durch die farbenfrohe Obst-und-Gemüse-Abteilung Ihres nächsten (Bio-)Supermarkts zu gehen und anschließend einen Blick in das Tiefkühlregal der Fleischabteilung zu riskieren. Schon wissen Sie intuitiv, in welchen Lebensmitteln viel Prana steckt und von welchen Nahrungsmitteln Sie lieber die Finger lassen sollten.

Nun aber zur Praxis. Der erste Schritt im Üben der Pranayamas ist es, erst einmal richtig atmen zu lernen. Ja, es ist genau so gemeint: Die wenigsten Menschen atmen in der Weise, wie es ihnen guttäte. Wie Sie wissen, sind Körper und Geist eng miteinander verbunden. Als Sie die Übung zu Beginn des Buchs und zur Überprüfung dieser Aussage gemacht haben, sind Sie in zwei unterschiedliche Körperhaltungen gegangen. Die erste Übung führte dazu, dass das Volumen Ihres Brustkorbs und damit auch das

Lungenvolumen verringert wurden. Der Atem konnte nicht mehr richtig fließen, der Luftaustausch verringerte sich. Im zweiten Teil der Übung haben Sie den Brustkorb geweitet. Dadurch erweiterte sich das Lungenvolumen, und der Atemfluss wurde größer. Die Körperhaltung machte einen Teil der Wirkung auf Ihren Geist aus. Den anderen Teil machte Ihr Atem aus. Der Atem ist die Verbindung zwischen Körper und Geist. Und der Atem ist die einzige Körperfunktion, die sowohl bewusst als auch unbewusst ausgeführt wird oder werden kann. Der Atem ist somit einerseits der Schlüssel zu Ihrem Geist und andererseits der Schlüssel zu mehr Prana.

Die in diesem Buch vorgestellten Pranayama-Techniken sind einfache Übungen, die das Ziel haben, Ihnen Atembewusstheit zu vermitteln, die wichtig für alle fortgeschrittenen Pranayama-Übungen, für die tieferen Wirkungen der Asanas und mehr Ruhe, Mitgefühl und Gelassenheit im Alltag sind. Zudem: Wenn Sie mit dem Üben der Pranayamas anfangen, wird sich automatisch auch Ihre Asana-Praxis vertiefen und intensivieren.

Bevor Sie mit der Pranayama-Praxis beginnen, schauen Sie sich bitte die »Zehn Tipps zur Vorbereitung und Ausführung der Yogaübungen« noch einmal an; sie haben hier gleichermaßen Gültigkeit.

Die natürliche Atmung

Wählen Sie einen Meditationssitz (siehe das Kapitel »Die Sitzhaltungen« weiter unten) oder legen Sie sich bequem auf Ihre Yogamatte auf den Rücken. Schließen Sie die Augen und nehmen Sie ein paar tiefe Atemzüge. Beim Ausatmen entspannen Sie sich und lassen sich in Ihre Yogamatte hineinsinken. Schließen Sie die Augen und richten Sie Ihre Aufmerksamkeit auf Ihren natürlichen, ganz unwillkürlich verlaufenden Atemrhythmus.

Beobachten Sie, wie der Atem beim Einatmen durch Ihre Nasenlöcher ganz kühl hineinfließt, sich anwärmt und in den Lungen verteilt. Beobachten Sie dann, wie er beim Ausatmen angewärmt durch Ihre Nasenlöcher hinausströmt. Bleiben Sie ganz in der Position des Beobachtens. Der Atem fließt völlig natürlich und von ganz allein.

Dann beobachten Sie, wie die Luft beim Einatmen den Mund- und Rachenraum passiert. Wie der Atem kühl hineinströmt und warm hinausströmt. Bleiben Sie auch hier wieder in der Position des Beobachters. Lassen Sie Ihren Atem ganz natürlich fließen.

Richten Sie Ihre Aufmerksamkeit dann zum Brustkorb. Beobachten Sie, wie der einfließende Atem Ihren Brustkorb hebt und sich die Muskeln dehnen. Spüren Sie in Ihren Brustkorb hinein. Anschließend nehmen Sie wahr, wie er sich senkt, die Muskeln entspannen und der Atem aus Ihrem Körper hinausströmt.

Zum Schluss weiten Sie Ihre Aufmerksamkeit auf den Atemprozess insgesamt aus. Spüren Sie, wie der kühle Atem durch die Nasenlöcher hineinfließt, den Rachenraum passiert, durch die Luftröhre strömt und sich im

Brustkorb ausbreitet. Beobachten Sie anschließend, wie sich Ihr Brustkorb senkt und der Atem durch die Luftröhre, den Rachen und die Nase ganz warm wieder hinausströmt.

Lösen Sie Ihre Aufmerksamkeit von den Organen der Atmung und weiten Sie sie auf Ihren gesamten Körper aus. Seien Sie sich bewusst: Wir Menschen und andere Säugetiere atmen in ähnlicher Weise. Unsere Körper nehmen die Luft auf, die sich dann über die Lungen in unseren Körper begibt und unsere Zellen mit Sauerstoff versorgt. Verbrauchte Luft wird abgegeben und vermischt sich mit neuer Luft, die andere Menschen und Tiere wieder einatmen. Somit sind wir allesamt allein schon über unseren Atem miteinander verbunden.

Die Bauchatmung

Legen Sie sich auf dem Rücken auf Ihre Yogamatte. Schließen Sie die Augen. Nehmen Sie einige tiefe Atemzüge und entspannen Sie sich. Legen Sie nun Ihre rechte Hand auf den Bauch und die linke auf die Mitte der Brust. Beginnen Sie, Ihren natürlichen Atem zu beobachten, wie Sie es aus der Übung zuvor bereits kennen. Lassen Sie den Atem völlig selbständig fließen.

Dann stellen Sie sich vor, wie die Luft in Sie hineinströmt und sich bis in Ihren Bauch ausbreitet. Dabei drückt sich Ihr Zwerchfell weiter in den Bauchraum hinein und wölbt Ihre Bauchorgane leicht nach vorn außen, um den unteren Lungenlappen Raum zu geben, damit sie sich ausbreiten können. Atmen Sie aus und beobachten Sie, wie sich die Bauchdecke wieder senkt.

Wiederholen Sie diesen Vorgang und achten Sie nun auf Ihre Hände. Atmen Sie langsam in den Bauch ein. Ihre rechte Hand sollte sich nun mit der Bauchdecke heben. Ihre linke Hand auf der Brust sollte an Ort und Stelle bleiben. Verkrampfen Sie sich aber nicht. Die Atmung sollte sich ganz natürlich nach unten in den Bauch ausdehnen. Wenn sich Ihre linke Hand leicht mithebt, ist das auch in Ordnung.

Nach maximal zehn Atemzügen sollten Sie diese Übung beenden, um einer Hyperventilation vorzubeugen. Sollte Ihnen bei dieser und bei allen anderen Atemübungen schwindelig oder unwohl werden, beenden Sie die Übung und reduzieren Sie für eine Weile, ganz ungezwungen, Ihren Atemvorgang. Das sollte den Schwindel und das Unwohlsein wieder verschwinden lassen.

Sie können die Bauchatmung auch in Ihrem Alltag praktizieren. Wenn Sie sie eine Weile geübt haben, wird sie wieder zu ihrer natürlichen Atmung – sofern sie das nicht schon vorher war.

Diese Übung verbessert den lymphatischen Fluss in den tieferen Regionen der Lunge, massiert die Bauchorgane und reduziert Angst und Stress.

Die Brustatmung

Legen Sie sich wieder in einer bequemen Rückenlage auf Ihre Yogamatte, schließen Sie die Augen und beobachten Sie Ihren natürlichen Atemvorgang. Beim Einatmen wölben sich Brustkorb und Bauchdecke, beim Ausatmen senken sie sich.

Dann beginnen Sie, in Ihren natürlichen Atemprozess einzugreifen, und atmen in Ihren Brustkorb. Beobachten Sie, wie sich Ihr Brustkorb beim Einatmen dehnt und sich die einzelnen Rippen nach oben und nach außen bewegen. Wölben Sie Ihren Brustkorb so weit, wie Sie können, dann lassen Sie den Atem ganz passiv wieder nach außen strömen und beobachten, wie sich Ihr Brustkorb zusammenzieht.

Wiederholen Sie diesen Atemprozess einige Male. Dann kommen Sie zurück zu Ihrem natürlichen Atem. Beobachten Sie ihn einige Atemzüge lang, weiten Sie Ihre Aufmerksamkeit auf Ihren gesamten Körper aus. Dann öffnen Sie die Augen.

Die Schlüsselbeinatmung

Legen Sie sich wieder in einer bequemen Rückenlage auf Ihre Yogamatte. Atmen Sie einige Male tief durch und entspannen Sie sich. Richten Sie Ihre Aufmerksamkeit dann erneut auf den Atemprozess und lassen Sie Ihren Atem ganz natürlich fließen.

Nun gehen Sie über zur Brustatmung und atmen einige Male konzentriert in Ihre Brust. Dabei dehnt sich der Brustkorb, die Rippen bewegen sich nach außen und nach oben. Beim Ausatmen senkt sich der Brustkorb.

Gehen Sie dann zur Schlüsselbeinatmung über, indem Sie zunächst den Brustkorb vollständig mit Luft füllen und anschließend noch ein klein wenig mehr einatmen und ganz sanft den oberen Lungenbereich füllen. Dabei bewegen sich die Schultern und Schlüsselbeine ganz leicht nach oben beziehungsweise in Richtung Kopf. Achten Sie dabei darauf, dass Sie die Schultern und Schlüsselbeine nicht nach oben ziehen und verkrampfen. Es geht um das Füllen der oberen Lungenbereiche mit Luft und nicht um eine Schulter-Nacken-Übung. Das Heben der Schultern und Schlüsselbeine geschieht ganz passiv, indem sie von innen heraus durch den Luftdruck nach oben geschoben werden. Mehr nicht.

Zugegeben, diese Übung ist etwas schwieriger als die Bauch- und Brustatmung. Wenn Sie die Übung jedoch beherrschen, können Sie die vollständige Yogaatmung lernen.

Die vollständige Yogaatmung

Die vollständige Yogaatmung verbindet die einzelnen Atemtechniken miteinander, die Sie mittlerweile beherrschen, und ist die Grundlage für die fortgeschrittenen Pranayamas.

Legen Sie sich auf dem Rücken auf Ihre Yogamatte oder

setzen Sie sich in einen für Sie bequemen Meditationssitz (siehe das Kapitel »Die Sitzhaltungen« weiter unten). Schließen Sie die Augen und atmen Sie einige Male tief durch. Entspannen Sie sich.

Atmen Sie langsam und tief in den Bauch ein und lassen Sie zu, dass sich Ihr Bauch weit ausdehnt. Reduzieren Sie Ihren Atem und beginnen Sie, ganz ruhig und langsam zu atmen.

Atmen Sie nun in den Bauch ein, bis die maximale Ausdehnung erreicht ist. Gehen Sie dann dazu über, Ihren Brustkorb mit Luft zu füllen. Spüren Sie, wie sich Ihre Brust hebt und sich die Rippen weiten. Wenn die maximale Dehnung des Brustkorbs erreicht ist, geben Sie noch ein wenig Luft in die obere Region der Lunge und heben passiv Schultern und Schlüsselbeine. Dann atmen Sie passiv wieder aus.

Nun wiederholen Sie den Ein- und Ausatmungsvorgang so lange, bis er zu einer fließenden Gesamtheit wird. Erst füllt sich der Bauchraum mit Luft, anschließend der Brustraum, dann der obere Lungenbereich. Keine ruckartigen Bewegungen, kein Zucken und keine besondere Anstrengung. Lassen Sie den Atem ganz sanft in sich hineinströmen, nutzen Sie das gesamte Volumen aus und füllen Sie es mit Luft. Anschließend halten Sie den Atem kurz an und lassen ihn ganz sanft und passiv wieder hinausströmen.

Wenn Sie diesen Atemablauf beherrschen, gehen Sie zur aktiven Ausatmung über und komplettieren damit die vollständige Yogaatmung: Atmen Sie wie gerade eben vollständig ein, dann atmen Sie zunächst passiv aus, bis keine Luft mehr ausströmt. Nun leeren Sie die Lunge so weit wie möglich, indem Sie die Bauchdecke nach innen und das Zwerchfell nach oben in Richtung Brust ziehen. Anschließend atmen Sie wieder vollständig ein. Dies ist eine Runde der vollständigen Yogaatmung: Lunge maximal füllen – Lunge maximal leeren.

Üben Sie die vollständige Yogaatmung zunächst nur fünf bis zehn Runden. Steigern Sie sie langsam auf einige Minuten.

Sollte Ihnen schwindelig oder unwohl werden, beenden Sie die Atemübung und reduzieren Sie Ihre Atemzüge.

Diese Übung hilft besonders dann, wenn Sie schnell viel Energie benötigen. Außerdem hilft sie Ihnen, Ihren Ärger und Stress förmlich wegzuatmen. Probieren Sie's in der nächsten Situation aus – sollte es wieder einmal so weit gekommen sein!

Die Wechselatmung

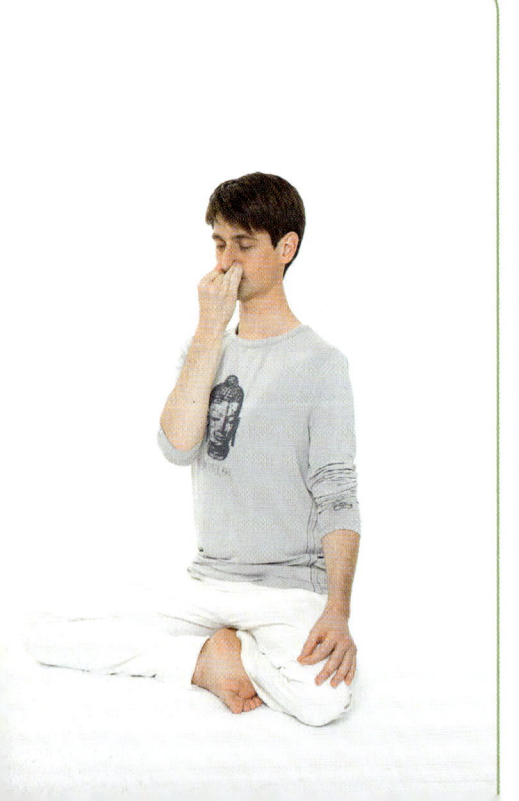

Nachdem Sie jetzt die vollständige Yogaatmung beherrschen, können Sie beginnen, sich mit den klassischen Pranayamas zu beschäftigen, sie zu üben und ihre faszinierenden Wirkungen zu erfahren.

An dieser Stelle sei erwähnt, dass es sich bei den

von mir ausgewählten Pranayamas auch um stark reinigende Techniken handelt. Sie lernen hier nur die einfachen Varianten. Dennoch ist es im Yogan-Rahmen wichtig, dass Sie Fleisch und Fisch sowie daraus hergestellte Produkte von Ihrem Speiseplan gestrichen haben. Anderenfalls könnten die Übungen auch schon mal mentales Unwohlsein auslösen, oder Sie durchlaufen eine Phase innerer Widerstände. Denn bekanntlich wirken unsere Lebensmittel nicht nur auf der körperlichen, sondern auch auf tieferen Ebenen.

Sie werden die Wechselatmung in einer sanften Variante ausführen, die wir gemeinsam in vier Stufen aufbauen. Versuchen Sie, jede Phase ungefähr eine Woche lang zu üben. Dann gehen Sie zur nächsten Phase über, bis Sie bei der vierten angekommen sind, die Sie fortlaufend praktizieren können.

Die Wechselatmung ist sehr komplex, daher nimmt sie auch einen größeren Raum in diesem Buch ein. Da ich sie aber für eine der wichtigsten Praktiken im Yoga halte und ihre segensreichen Wirkungen – allerdings in einer noch etwas fortgeschritteneren Variation – schon am eigenen Körper erleben durfte, halte ich es für mehr als sinnvoll, ihr diesen Platz einzuräumen. Die Wechselatmung in ihrer fortgeschritteneren Variation hat mir damals aufs beeindruckendste gezeigt, wie sehr die sprichwörtliche Lebensweisheit gilt, dass es mehr zwischen Himmel und Erde gibt, als uns die Wissenschaft erklären kann. Außerdem sollten Sie die Wechselatmung für das im anschließenden Kapitel beschriebene Pranayama beherrschen. Nun denn, beginnen wir mit der Praxis.

Phase 1: Die Wahrnehmung verschärfen und sensibilisieren

Wählen Sie eine für Sie komfortable Meditationssitzhaltung (siehe das Kapitel »Die Sitzhaltungen« weiter unten). Atmen Sie im aufrechten Sitzen einige Male in der vollständigen Yogaatmung und entspannen Sie sich. Machen Sie sich bewusst, dass Sie nun eine der für Sie wertvollsten Pranayamas lernen werden, die in Ihnen Mitgefühl, Kreativität und Harmonie erblühen lässt.

Atmen Sie tief ein und bringen Sie die Schultern leicht nach oben. Atmen Sie aus und bringen Sie Ihre Schultern leicht nach hinten unten. Schließen Sie die Augen ganz sanft. Verbinden Sie die Fingerkuppen des Daumens und des Zeigefingers der linken Hand miteinander und legen Sie Ihre linke Hand auf Ihr linkes Knie. Dann beugen Sie Zeige- und Mittelfinger der rechten Hand nach innen, so dass die Fingerkuppen der beiden Finger die Daumenwurzel berühren. Atmen Sie noch einige Male tief durch. Bringen Sie Ihre rechte Hand zum Gesicht und verschließen Sie Ihr rechtes Nasenloch, indem Sie den rechten Daumen an den rechten Nasenflügel geben.

Atmen Sie fünf Atemzüge lang durch das linke Nasenloch. Öffnen Sie anschließend Ihr rechtes Nasenloch und verschließen Sie Ihr linkes Nasenloch mit dem linken kleinen Finger, indem Sie den Finger an Ihren linken Nasenflügel geben. Dann atmen Sie fünf Atemzüge durch Ihr rechtes Nasenloch.

Wiederholen Sie diese Übung etwa fünfmal. Dann senken Sie die Hand und spüren nach.

Üben Sie diese Phase der Wechselatmung etwa eine Woche lang. Dann gehen Sie zur nächsten Phase über.

Während dieser Phase dehnen sich Ihre Wahrnehmung und die Sensibilität für den Atem in der Nase aus. Kleine Energieblockaden lösen sich auf, und Ihr Atemfluss harmonisiert sich. Das Atmen durch das linke Nasenloch aktiviert die rechte Hirnhemisphäre, das Atmen durch das rechte Nasenloch die linke Hemisphäre.

Phase 2: Ins Fließen kommen

Setzen Sie sich aufrecht in eine für Sie bequeme Meditationssitzhaltung auf Ihr Meditationskissen oder einen Stuhl. Schließen Sie die Augen, atmen Sie einige Male tief ein und aus und entspannen Sie sich.

Bringen Sie Daumen und Zeigefinger Ihrer linken Hand an den Fingerkuppen zusammen und legen Sie Ihre linke Hand auf Ihr linkes Knie. Beugen Sie den Zeige- und Mittelfinger der rechten Hand zur Handinnenfläche und berühren Sie mit ihnen die Daumenwurzel. Ringfinger und kleiner Finger sowie Daumen sind von der Hand abgespreizt.

Dann richten Sie sich beim Einatmen noch einmal gerade auf. Ziehen Sie die Schultern leicht nach oben. Beim Ausatmen bringen Sie die Schultern nach unten hinten. Führen Sie einige Male die vollständige Yogaatmung durch. Dann atmen Sie aus und geben den Daumen der rechten Hand an Ihren rechten Nasenflügel, um das rechte Nasenloch zu verschließen, und atmen links 5 Sekunden lang ein. Anschließend verschließen Sie Ihr linkes Nasenloch mit dem Ringfinger und öffnen das rechte Nasenloch, indem Sie den Daumen lösen, und atmen rechts 5 Sekunden lang aus. Dann wieder 5 Sekunden ein. Rechts verschlie-

ßen, links öffnen, 5 Sekunden ausatmen, 5 Sekunden einatmen und so weiter. Wenn Sie das beherrschen, wird der
Rest ein Kinderspiel!

In dieser Phase können Sie schon spüren, wie die beruhi-
gende und stressmindernde Wirkung der Wechselatmung
beginnt. Der Herzschlag verlangsamt sich, und Sie fangen
langsam an, Ihren Atem zu kontrollieren.

Phase 3: Das Ausatmen verlängern

Nun können Sie zu Phase 3 übergehen und Ihr Ausatmen
verlängern. Dazu setzen Sie sich wieder in Ihre gewünsch-
te Meditationssitzhaltung, atmen einige Male in der vollständigen Yogaatmung, bringen Ihre Hände in die bereits
bekannten Positionen und sind ganz entspannt.

Verschließen Sie nun das rechte Nasenloch mit dem Daumen der rechten Hand und atmen Sie links ein. Beginnen
Sie an dieser Stelle, das Ausatmen stetig länger werden zu
lassen. Atmen Sie beispielsweise 5 Sekunden lang ein und
atmen Sie 8 oder 9 Sekunden lang aus. Üben Sie dies,
wenn Sie möchten, zunächst einseitig, also ohne das Nasenloch zu wechseln, oder üben Sie direkt wechselseitig.

Wenn Sie merken, dass Ihnen das längere Ausatmen
leichtfällt, dann gehen Sie zu einem kontrollierten verlän-
gerten Ausatmen über und atmen Sie exakt 10 Sekunden
aus. 5 Sekunden ein, 10 Sekunden aus. Das können Sie
wie gerade erst einmal einseitig üben oder gleich in die
wechselseitige Variante übergehen.

Während dieser Phase der Wechselatmung wird Ihre Atmung durch den weniger turbulenten und mehr kontrollierten Atemfluss leistungsfähiger.

Üben Sie auch diese Phase etwa eine Woche lang einige Minuten oder etwa zehn Runden. Wenn Sie sich wieder sicher sind, können Sie zur Königsdisziplin übergehen: Phase 4.

Phase 4: Den Atem anhalten

Da Sie die Wechselatmung nun so gut wie beherrschen, können Sie mit der Königsdisziplin beginnen und die Phase des Atemanhaltens integrieren. Dazu kommen Sie in Ihre bereits geübte Haltung, bringen die Hände in die gewohnten Positionen, schließen die Augen und atmen einige Male in der vollständigen Yogaatmung.

Nun führen Sie Ihren Daumen ans rechte Nasenloch, verschließen es und atmen links etwa 4 Sekunden lang ein, dann verschließen Sie beide Nasenlöcher und halten den Atem für etwa 4 Sekunden lang an. Anschließend öffnen Sie Ihr rechtes Nasenloch und atmen etwa 8 Sekunden lang aus. Dann wieder 4 Sekunden lang rechts ein, 4 Sekunden anhalten und 8 Sekunden links ausatmen.

Wenn Sie mit dem Anhalten des Atems gut zurechtkommen, können Sie beginnen, diese Phase zu verlängern, bis Sie zu einem Rhythmus von 4 : 16 : 8 gelangen. Diese Sequenz ist der klassische Rhythmus der Wechselatmung, den Sie nun konstant weiterüben können.

Diese Variante der Wechselatmung hat zahlreiche positive Auswirkungen: Ihre Lungenkapazität erhöht sich, das Herz-Kreislauf-System wird insbesondere durch die Phasen des Atemanhaltens trainiert, die Nasendurchgänge öffnen sich weiter, die beiden Hirnhemisphären erfahren eine Harmonisierung, diversen Erkältungskrankheiten wird vorgebeugt und vieles mehr.

Üben Sie die Wechselatmung immer dann, wenn Ihnen der Stress gänzlich über den Kopf zu wachsen droht. Ziehen Sie sich gegebenenfalls einige Minuten zurück. Wenn nötig, suchen Sie beispielsweise in der Firma die Toilette auf, setzen sich hin, schließen die Augen und üben einige Minuten.

Das Bienensummen (Bhramari)

Nachdem Sie die Wechselatmung nun eine Zeitlang praktiziert und sich Ihre Energiekanäle etwas gereinigt beziehungsweise Ihre Lungen sich an die Kontrolle des Atemflusses gewöhnt haben, können Sie ein neues Pranayama lernen: das Bienensummen oder auf Sanskrit Bhramari. Bhramari löst Stress und geistige Anspannung, hilft, Ärger und Ängste zu überwinden, und aktiviert die Selbstheilungskräfte des Körpers. Bhramari fördert einen meditativen Zustand und lenkt Ihre Wahrnehmung nach innen. Meine ganz eigene Erfahrung mit diesem Pranayama und der Grund, weshalb ich es in diesem Rahmen beschreiben möchte, ist der folgende: Bhramari öffnet Ihnen unglaublich das Herz! Wenn Sie eine Weile Bhramari üben, entwickeln Sie ein großes Mitgefühl, ein Gefühl der Wärme und der Verbundenheit. Ich sehe Bhramari als nahezu essenziell für die Yoga- respektive Yogan-Praxis an, weil diese Übung uns so unglaublich nah zu unserem wahren Wesenskern bringt, der uns alle verbindet: Menschen, Tiere, Pflanzen, sogar das Reich der Mineralien. Halten Sie mich für verrückt … oder erfahren Sie es selbst!

Begeben Sie sich an einen Ort, an dem Sie ungestört sind. Bevor Sie Bhramari üben, praktizieren Sie zunächst etwa zehn Runden der Wechselatmung, die Sie im vorangegangenen Kapitel erlernt haben. Erst wenn sich Ihre Energiekanäle und Lungen geöffnet und geweitet haben, üben Sie Bhramari, denn dann kann es seine volle Wirkung entfalten.

Bleiben Sie in der für Sie komfortablen Meditationssitzhaltung. Ihre Hände liegen sanft auf den Knien, der Atem fließt völlig entspannt, der Körper ist ganz relaxt.

Atmen Sie einige Male in der vollständigen Yogaatmung, um Ihre Lungen vollständig zu belüften. Lockern Sie Ihre Kiefergelenke, die Zähne sind ein wenig voneinander entfernt, die Lippen liegen sanft aufeinander, der Mund ist geschlossen.

Heben Sie die Arme zur Seite an, beugen Sie die Ellbogen und verschließen Sie mit dem jeweiligen Zeige- oder Mittelfinger die Ohren. Bringen Sie nun Ihre gesamte Aufmerksamkeit zum Herzen hin. Ihr Körper ist vollkommen still, Ihre Aufmerksamkeit nur auf dem Herzen. Atmen Sie so einige Male ganz sanft durch die Nase.

Dann atmen Sie in der vollständigen Yogaatmung durch die Nase ein und atmen ganz sanft und langsam durch die Nase wieder aus. In der nächsten Runde atmen Sie wieder vollständig ein und beginnen beim Ausatmen sanft zu summen, so dass ein gleichmäßiger, tiefer Summton entsteht, der wie das Summen eines Bienenschwarmes klingt. Achten Sie darauf, dass Sie die Aufmerksamkeit beim Herzen lassen und die Vibration von Bhramari dort spüren. Sobald sich ein Gefühl von Wärme in der Herzgegend ausbreitet, wandern Sie mit Ihrer Aufmerksamkeit langsam in Richtung Hals und dann in Richtung Stirn beziehungsweise zur Mitte des Kopfes. Atmen Sie weiter in der Bhramari-Atmung. Vollständig einatmen, sanft mit einem Summton ausatmen.

Wenn Sie nun ein Gefühl von Freiheit, Weite, Offenheit in Ihrem Kopf spüren, lassen Sie Ihre Aufmerksamkeit nach oben hin ausstrahlen, beenden Sie Bhramari und spüren Sie nach. Spüren Sie, wie sich Ihr Herz geöffnet hat, die Energie nach oben hin ausstrahlt: zum Hals, über den Kopf, zum Scheitel und weit darüber hinaus. Fühlen Sie sich verbunden mit Ihrem gesamten Umfeld und mit allen Wesen. Das ist Yoga(n)!

Für den Anfang genügt es, Bhramari etwa zehn bis zwanzig Atemzüge lang zu üben. Wenn Sie möchten, können Sie Bhramari auch zwischen 10 und 15 Minuten lang üben oder eine etwas kürzere Zeit zu Ihrer täglichen Übungspraxis festlegen.

Meditation und positives Denken für Ruhe, Gelassenheit und Positivität

Wie Sie sicher schon bemerkt haben werden, führt Sie die Reihenfolge der Übungen von außen nach innen. Die Asanas als Körperübungen flexibilisieren Ihren Körper und stärken ihn. Seitdem Sie Ihre Asanas gefestigt haben, sind Sie dabei, Ihre Aufmerksamkeit nach innen zu lenken. Die Pranayamas haben Ihnen dann durch den Atem geholfen, Ihre Sinne noch weiter nach innen zu ziehen, und Sie vielleicht interessante Erfahrungen machen lassen. Nun können Sie dazu übergehen, sich den Tiefen Ihres Geistes zu widmen und Ihr Wesen zu erforschen.

20 Minuten am Tag regungslos dasitzen und nichts tun? Nach außen hin mag die Praxis der Meditation so aussehen. Was in unserem Inneren passiert, sieht hingegen gänzlich anders aus. Wenn wir uns die Zeit nehmen und uns zur Meditation setzen, möchten wir am liebsten, dass der vor sich hin brabbelnde Geist, der uns den ganzen Tag auf Trab hält und einen Gedanken an den anderen reiht, Ruhe gibt und wir die Stille genießen können. Doch genau das Gegenteil geschieht: In dem Moment, in dem wir die Augen schließen und unsere Aufmerksamkeit von unseren Sinnen wie dem Hören und Sehen nach innen lenken, fängt unser Geist erst richtig an loszulegen. Die Ruhe lässt auf sich warten, und viele Gedanken, die sich da in den Vordergrund spielen, wollen wir so aktiv und teils intensiv eigentlich gar nicht miterleben.

An dieser Stelle sollte erwähnt werden, dass das, was wir in der Regel unter »Meditation« verstehen, eher eine Übung der Konzentration ist. Wir bemühen uns beispielsweise, uns auf ein Objekt wie den Atem zu konzentrieren. Das tun wir aktiv. Meditation ist dann ein Zustand ähnlich wie der Schlaf, den wir nicht allein durch den freien Willen herbeirufen können. Er geschieht, oder er geschieht nicht. »Meditation« würde man also jenen Zustand nennen, der das Fließen der Energie beziehungsweise des Gedankenflusses auf einen bestimmten Punkt oder auf ein Objekt (den Atem) beschreibt, ganz absichtslos, ungesteuert, völlig frei. Was wir tun können, um den Eintritt dieses Zustands zu begünstigen, sind also Konzentrationsübungen beziehungsweise Meditationstechniken.

Doch warum eigentlich Meditation – und wie wirkt sich unsere Ernährung auf die Meditation aus?

Meditation stärkt die Konzentrationsfähigkeit, fördert die Aufmerksamkeit, macht optimistischer, stärkt die Empathie, verringert das Schmerzempfinden, hilft bei verschiedenen physischen und auch psychischen Erkrankungen wie Angststörungen. Und der wohl wichtigste Aspekt: Meditation hilft vorbeugend gegen Stress und verringert akute Überlastungserscheinungen.

Dabei ist die gefühlte Qualität der Meditation gar nicht so wichtig für ihre Wirkungen. Selbst dann, wenn wir meinen, dass unsere Meditationen keinen Nutzen bringen, weil wir keinen Weg aus dem Karussell der Gedanken finden und uns permanent wieder mit aufkommenden Gedanken beschäftigen, wirkt sie im Stillen trotzdem. Denn die eigentliche Wirkung unserer Meditationen manifestiert sich so gut wie unbemerkt im Alltag, zum Beispiel durch mehr Ruhe und Gelassenheit. Dabei reichen

10 bis 15 Minuten tägliche Meditation schon aus, um von ihren positiven Wirkungen zu profitieren.

Und unsere Ernährung? Die Erfahrung hat gezeigt, dass sich eine gesunde und nach ethischen Empfehlungen ausgerichtete, also vegane Ernährung positiv auf die Meditation auswirkt. Einer der Gründe ist der folgende: Wenn Sie sich vegan ernähren und Sie ausreichend Energie zur Verfügung haben, sind Sie während der Meditation wacher und aufmerksamer. Ernähren Sie sich hingegen hauptsächlich von ungesunder Nahrung – etwa Fleisch(produkten), Zuckerwerk und minderwertigen Fetten –, raubt Ihnen dies neben anderen negativen Folgen Energie, und Ihre Wachheit lässt nach.

Ein weiterer wesentlicher Grund, weshalb die Ernährung auch nach ethischen Gesichtspunkten ausgewählt werden sollte, ist, dass wir während der Meditation eher dazu neigen, intensiver über uns und die Konsequenzen unseres Handelns nachzudenken. In unserer alltäglichen Aktivität können wir solchen Überlegungen oft genug entfliehen und führen sie nicht zu Ende. In der Meditation ist das anders, denn dort werden wir nicht von allerlei Verpflichtungen und alltäglichen Beschäftigungen abgelenkt. Da heute so gut wie niemand mehr seine Augen und Ohren vor den Praktiken der Nahrungsmittelkonzerne und der Agrarindustrie verschließen kann, werden wir also darüber nachzudenken beginnen, wie wir selbst in diesen Teufelskreis verstrickt sind, und unseren Teil dazu beitragen. Wir kommen im Laufe der Yogapraxis irgendwann an einen Punkt, an dem wir uns unserer Handlungen bewusster werden und intensiver realisieren, dass sie auch Auswirkungen auf andere haben. Das geht einher mit einem tiefer empfundenen Mitgefühl. Mit schlechtem Gewissen lebt und meditiert es sich weniger gut. Deswegen sollten wir von vornherein all unsere Handlungen und vor allem auch unser Konsumverhalten in Richtung »ethisch korrekt« lenken.

Wir müssen also gegebenenfalls etwas ändern, das führt im Rahmen unserer Yogan-Praxis letztlich aber zu einer stärkeren und intensiveren Verbindung mit unserem gesamten Umfeld, denn das Mitgefühl kann sich jetzt ungehinderter ausbreiten, ohne von grundsätzlichen Selbstvorwürfen eingeschränkt zu werden.

Tipps für die Meditationspraxis

Doch jetzt erst einmal genug der Theorie. Bevor Sie mit Ihren ersten Meditationssitzungen beginnen, möchte ich Ihnen hier zunächst einige Tipps für die Praxis geben:

- Legen Sie einen Zeitpunkt fest. Ob Sie beispielsweise morgens oder abends meditieren, bleibt Ihnen überlassen. Beides hat Vor- und natürlich auch Nachteile. Am Morgen ist der Geist noch frisch, und Sie können die nächtliche Ruhe mit in die Meditation nehmen. Der Nachteil an morgendlichen Meditationen ist möglicherweise ein Rest verbliebener Müdigkeit. Abends wird Ihr Geist in der Regel unruhiger sein, weil Sie die Eindrücke des Tages zu verarbeiten beginnen.
- Ziehen Sie's durch und meditieren Sie regelmäßig. Versuchen Sie, »standhaft« zu bleiben und sich täglich

zur Meditation hinzusetzen. Einige Minuten genügen schon. Die Zeit sollte jeder erübrigen können. Und wenn Sie das Gefühl haben, dass es gerade wieder mal so richtig stressig bei Ihnen zugeht, meditieren sie doppelt so lange wie sonst! Sie werden sich selbst danken, dass Sie Ihren »inneren Schweinehund« überwunden haben. Legen Sie auch die Zeit fest, die Sie jeweils meditieren wollen. Wenn Sie sich vornehmen, 5 Minuten zu meditieren, dann meditieren Sie 5 Minuten. Stellen Sie sich einen Wecker und bleiben Sie auch dann sitzen, wenn Ihr Geist rastlos oder müde ist.

• Probieren Sie verschiedene Techniken aus. Während dem einen eher die Visualisierungen liegen, mag der andere lieber die reine Atembeobachtung. Probieren Sie zunächst, Ihre ganz persönliche Methode zu finden, indem Sie eine wählen und sie einige Wochen oder auch Monate praktizieren. Dann probieren Sie eine andere aus. Wenn Sie sich dann einmal für eine Methode entschieden haben, sollten Sie bei ihr bleiben. Sonst könnte es sein, dass Sie immer nur an der Oberfläche kratzen, als wenn Sie in der Wüste nach Wasser bohrten und jedes Mal kurz vorm Durchbruch an einer neuen Stelle ansetzten.

• Vergegenwärtigen Sie sich Ihre Motivation. Wenn Sie sich zur Meditation hingesetzt haben, überlegen Sie sich vorher kurz, warum Sie überhaupt meditieren. Wollen Sie im Alltag ruhiger werden? Soll die Meditation Ihrer Gesundheit zugutekommen? Möchten Sie Ihren Geist erforschen? Wenn Sie den Grund für Ihre Meditation kennen, motiviert Sie das, und Ihre Meditation wird Ihnen leichterfallen.

- Schrauben Sie Ihre Erwartungen herunter. Die meisten Menschen geben das Meditieren schnell wieder auf, weil Sie bestimmte Erwartungen an ihre Meditationspraxis haben. Versuchen Sie, das Ganze gelassen anzugehen. Erinnern Sie sich daran, dass ein »messbares Ergebnis« nicht ausschlaggebend für die Qualität der Meditation ist. Nehmen Sie an, was kommt, und freuen Sie sich über jedes Erlebnis während Ihrer Sitzung.
- Übertragen Sie Ihre Erfahrungen. Meditation wirkt zwar wie schon erwähnt auch auf ganz unterbewusste, subtile Weise, dennoch können Sie Ihre Erfahrungen auch aktiv in Ihr Leben integrieren. Haben Sie Wärme oder Mitgefühl empfinden können, dann bringen Sie diese Wärme und dieses Mitgefühl auch in Ihrem Alltag zum Ausdruck. Meditation ist etwas Lebendiges! Geben Sie Ihren Erfahrungen Raum, sich zu entfalten, und lassen Sie andere an Ihren Erfahrungen teilhaben. Sie müssen gar nicht darüber sprechen. Lassen Sie es Ihr Gegenüber einfach spüren.

Die Sitzhaltungen

Welche der drei im Folgenden vorgestellten Sitzhaltungen Sie ausführen möchten, ist ganz allein Ihre Entscheidung. Patañjali – einer der großen Yogameister, von dem noch die Rede sein wird – sagte, eine Stellung solle fest und bequem sein. Und genau diese Aussage sollten Sie sich im Moment der Auswahl Ihrer Sitzhaltung vergegenwärtigen. Natürlich sieht es fantastisch aus, wenn Sie im Lotus dasitzen und nach außen hin wirken, als wären Sie schon erleuchtet. Aber wenn Sie innerlich mit Schmerzen kämpfen und Ihre Meditationssitzung noch drei Stunden später in den Knochen spüren, dann sollten Sie doch besser von der Lotussitzhaltung absehen. Denn bei der Meditation und im Prinzip auch bei allen anderen Yogapraktiken geht es vor allem um das Geschehen im Inneren. Je bequemer Ihre Sitzhaltung für Sie ist, desto mehr können Sie Ihre Aufmerksamkeit ins Innere richten und wahrnehmen, was sich in Körper und Geist abspielt.

Wovon ich Ihnen allerdings abrate, ist, Ihre Meditationsstellung zu bequem zu machen, sich beispielsweise hinzulegen. Die Gefahr, hierbei einzuschlafen, ist einfach zu groß. Das soll nicht heißen, dass es nicht auch in Ordnung wäre, bei der Meditation hin und wieder zu liegen und auch einzuschlafen – unser Körper holt sich halt, was er braucht –, die Meditation wach zu erleben ist allerdings weitaus sinnvoller und vor allem auch interessanter!

Sitzend auf dem Stuhl

Dies ist die einfachste Sitzhaltung und ideal für Sie, wenn Sie Probleme mit Knien oder eine Tendenz zu »einschlafenden« Beinen haben. Setzen Sie sich einfach gerade auf einen Stuhl. Achten Sie dabei darauf, dass Ihr Rücken frei ist, Sie also nicht angelehnt sitzen. Die Beine sollten bestenfalls einen rechten Winkel bilden und die Füße auf dem Boden nebeneinander aufgestellt sein. Ihre Hände können Sie entspannt mit dem Handrücken auf Ihre Oberschenkel legen.

Fersensitz

Der Fersensitz ist eine weitere Möglichkeit, zu sitzen, und eignet sich vor allem dann, wenn Sie keinen Stuhl zur Verfügung haben. Gehen Sie dazu auf Ihre Yogamatte und legen Sie die Knie und die Fußrücken jeweils nebeneinander auf dem Boden ab. Dann senken Sie Ihr Gesäß auf Ihre Fersen ab, richten sich mit geradem Rücken auf, und schon sind Sie im Fersensitz.

Alternativ können Sie auch ein Meditationskissen zwischen Gesäß und Fersen geben. Diese Variante eignet sich gerade dann, wenn Sie etwas länger sitzen bleiben möchten.

Auch hier können Sie Ihre Handrücken wieder auf den Oberschenkeln ablegen.

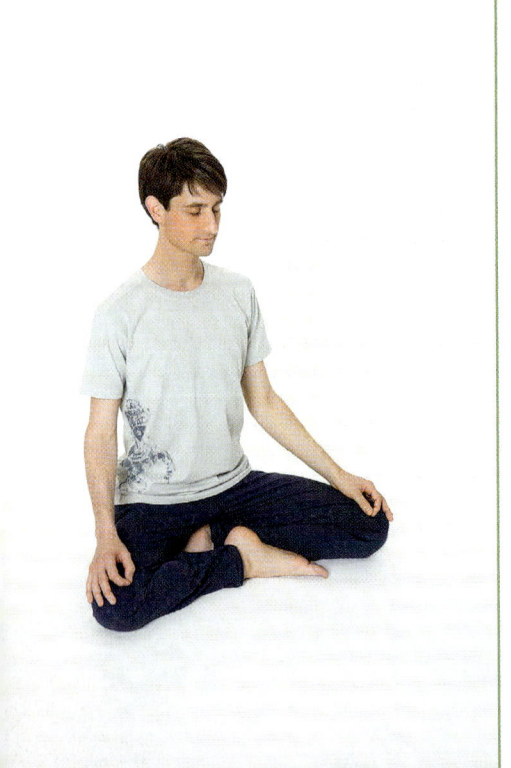

Kreuzbeinige Sitzhaltung

Die klassischen Positionen für die Meditation beziehungsweise zum Pranayama sind die kreuzbeinigen Sitzhaltungen wie der Lotussitz, von denen die einfachste der Schneidersitz ist. Dazu setzen Sie sich zunächst auf das vordere Drittel Ihres Meditationskissens oder auf Ihre mehrfach gefaltete Yogadecke. Dann beugen Sie die Knie und geben die rechte Ferse Richtung linke Gesäßseite und die linke Ferse vor die rechte Gesäßseite, so dass sich Ihre Beine kreuzen.

Etwas erweitern können Sie diese Haltung, indem Sie die linke Ferse zwischen Anus und Geschlechtsorgane geben und den rechten Fuß dann vor Ihr linkes Bein legen oder die Ferse des rechtes Fußes vor den linken Fuß.

Achten Sie auch hier wieder darauf, dass Sie gerade und aufrecht sitzen, und legen Sie die Hände mit den Handrücken auf die Oberschenkel.

Meditationstechniken

Nun ist es an der Zeit, sich an eine der Meditationstechniken zu begeben und diese eine Weile auszuprobieren. Ganz grob kann man hier zwischen zwei unterschiedlichen Kategorien unterscheiden: der konzentrativen und der achtsamen Meditation. Während es bei der Ersteren darum geht, seine Wahrnehmung auf ein Objekt wie den Atem beziehungsweise auf dessen Regulation zu richten, ein inneres Bild zu visualisieren oder geistig ein Wort zu wiederholen, geht es bei der achtsamen Meditation darum, Gedanken und Erinnerungen kommen und gehen zu lassen, ohne sich aktiv mit ihnen auseinanderzusetzen. Anders ausgedrückt, befinden wir uns bei der konzentrativen Meditation im Status der Assoziation mit unseren Wahrnehmungen, bei der achtsamen Meditation im Status der Dissoziation.

Ich möchte Ihnen hier drei Meditationstechniken vorstellen: zwei aus dem Bereich der konzentrativen Techniken und eine Achtsamkeitsmeditation. Probieren Sie die Methoden aus, vergleichen Sie sie miteinander und wählen Sie, welche Sie jeweils oder regelmäßig praktizieren möchten.

Atembeobachtung

Setzen Sie sich in einen für Sie bequemen Meditationssitz oder eine andere Ihnen angenehme aufrechte Sitzhaltung. Atmen Sie einige Male in der vollständigen Yogaatmung und richten Sie sich dabei gerade auf. Bringen Sie die Schultern nach hinten unten und stellen Sie sich vor, Sie werden von einem Faden am Scheitel in Richtung Himmel gezogen.

Dann wandern Sie mit Ihrer Aufmerksamkeit langsam zu Ihrem Atem über und fangen an, ihn zu beobachten. Beim Einatmen weiten sich die Nasenlöcher und werden kühl, beim Ausatmen entspannen sich die Nasenlöcher und werden warm. Wiederholen Sie für sich in der Stille beim Einatmen: »Einatmen kühl.« Und beim Ausatmen: »Ausatmen warm.«

Ihre Aufmerksamkeit wird sich nach einiger Zeit im Gedankenstrom auflösen wollen. Wenn Ihnen dieser Moment bewusst wird, wenden Sie sich einfach erneut Ihrer Atmung zu und wiederholen Sie: »Einatmen kühl. Ausatmen warm.« Sie werden sich immer wieder dabei ertappen, dass Sie zum inneren Selbstgespräch abdriften. Das ist okay und vollkommen normal. Wenn Sie sich dessen bewusst werden, gehen Sie mit Ihrer Aufmerksamkeit halt wieder zurück zu Ihrem Atem und beobachten ihn weiter.

Beginnen Sie diese Art der Meditation mit einer Übungsdauer von 5 Minuten. Nach einiger Zeit können Sie die
Dauer um weitere 5 auf 10 Minuten ausdehnen, dann auf
15, 20, 25 bis hin zu 30 Minuten. Das mag Ihnen momen-
tan vielleicht sehr lange vorkommen, ist aber nach einiger
Zeit der Meditationspraxis nichts Außergewöhnliches
mehr, und Sie werden bald froh um jede Minute sein, die
Sie in der Meditation verweilen dürfen.

Meditation der liebenden Güte

Die Meditation der liebenden Güte soll ein großes Gefühl
der Liebe in Ihnen wecken, das Sie nach und nach auf
andere Wesen übertragen können. Dabei geht es im ersten
Schritt darum, sich selbst zu akzeptieren und zu lieben.
Das mag für manch einen etwas schwierig sein, denn es
kommen Gefühle der Wertlosigkeit oder Scham zum Vorschein. Dieser Schritt ist jedoch essenziell, denn wer sich
selbst nicht akzeptiert und liebt, kann auch niemand anderen wahrhaftig lieben und mitfühlend sein.
Diese Meditationstechnik ist wie das Bhramari (siehe das
Kapitel »Das Bienensummen [Bhramari]«) eine der wertvollsten Übungen, die Sie diesem Buch entnehmen können, um eine immer größere Verbundenheit mit allen Wesen zu kultivieren und zu spüren.
Beginnen Sie Ihre Meditation wie im ersten Abschnitt der
Meditation des Atembeobachtens. Dann visualisieren Sie
sich selbst und wiederholen die folgenden Worte: »Möge
ich Sicherheit und Gesundheit erfahren. Möge ich glücklich sein. Möge ich mit Liebe durchströmt sein.«
Nach einigen Tagen, Wochen oder gar Monaten, wenn Sie

eine starke Liebe für sich selbst empfinden, können Sie anfangen, Ihre Wortwahl auf andere Wesen zu erweitern. Beginnen Sie mit Ihnen nahestehenden Menschen und weiten Sie nach und nach Ihren Kreis sogar bis hin zu den Menschen, denen Sie in diesem Leben am liebsten gar nicht mehr begegnen würden.

Starten Sie auch hier mit 5 Minuten täglicher Meditationspraxis und verlängern Sie Ihre Zeit nach und nach auf bis zu 30 Minuten oder länger.

Achtsamkeitsmeditation

Beginnen Sie Ihre Meditation wie im ersten Abschnitt der Meditation des Atembeobachtens.

Bei der Achtsamkeitsmeditation geht es nun darum, Dinge, die in Ihr Bewusstsein treten, wahrzunehmen, jedoch nicht zu analysieren. Tauchen Gefühle auf, nehmen Sie diese Gefühle also lediglich wahr, benennen Sie als solche mit »Gefühle« und lassen Sie weiterziehen. Tauchen Worte in Ihrem Bewusstsein auf, nehmen Sie diese wahr, benennen sie als solche mit »Worte« und lassen sie ziehen.

Der Unterschied zu den konzentrativen Techniken ist also, dass Sie kein bestimmtes Objekt in Ihrem Geist fokussieren, sondern mit einem achtsamen Gewahrsein beobachten. Diese Meditationstechnik mag Ihnen möglicherweise am uninteressantesten vorkommen; sie bietet Ihnen aber die Chance, Ihren Geist in seinen Tiefen zu erforschen und ihn wirklich kennenzulernen.

Hier können Sie ebenfalls wieder mit 5 Minuten beginnen und stetig etwas mehr Zeit hinzuaddieren.

Positives Denken

Zugegeben, positiv zu denken ist in vielen Situationen, in denen wir uns im Alltag wiederfinden, alles andere als leicht – vor allem beispielsweise auch dann, wenn wir uns mit den Kehrseiten unserer Zivilisation und ihren Auswirkungen beschäftigen. Dennoch ist es möglich, bei aller Realitätsnähe eine grundsätzlich lebensbejahende Haltung einzunehmen.

Dazu müssen wir uns unter anderem im Klaren darüber sein, dass wir uns großenteils in unterschiedlichen Realitäten befinden. Wir leben jeder für sich in einer von uns selbst geschaffenen konstruierten Realität. Unser Gehirn hat sich im Laufe unserer Entwicklung unterschiedlichste Wahrnehmungsfilter angeeignet, die nur bestimmte Eindrücke ins Bewusstsein lassen und andere in die verborgenen Speicher des Unterbewusstseins lenken. Darüber können wir im Grunde froh sein! Denn wäre das nicht so, müssten wir mehrere tausend oder gar Millionen Impressionen pro Sekunde bewerten und analysieren, um unsere jeweils nächste Handlung entsprechend zu planen und durchzuführen. Die Folgen unserer selektiven Wahrnehmung in Kombination mit dem im Laufe des Lebens angeeigneten Bewertungssystem sind bei vielen Übereinstimmungen aber auch, dass ein und dieselbe Situation von einigen Menschen positiv, von anderen negativ bewertet werden kann.

Doch wie entwickeln wir positive Gedanken? Eine einfache Methode aus dem Yoga ist es, aufkommende negative Gedanken mit positiven Gedanken zu »ersticken«. Die Übung besteht darin, einfach an das Gegenteil zu denken:

Kommen Gedanken von Hass auf, dann denken wir an Liebe. Kommen Gedanken der Habgier auf, dann denken wir an Großzügigkeit.

Eine positive Einstellung zum Leben erreichen wir, wenn wir zufrieden sind und unsere Aufgaben mit aller Kraft und Geduld bewältigen. Positives Denken bedeutet,

- die Dinge so anzunehmen, wie sie kommen, und stets auch das Gute in ihnen zu sehen;
- sich von positiv denkenden Menschen inspirieren zu lassen, ihre Gedanken und Stärke in uns hineinzulassen und Kraft aus ihnen zu schöpfen;
- die Probleme der Welt zu erkennen, sich ihrer im Rahmen der eigenen Möglichkeiten anzunehmen und nicht darüber hinwegzuschauen, sondern aktiv an der Lösung zu arbeiten, auch dann damit weiterzumachen, wenn andere alldem gegenüber blind und taub zu sein scheinen;
- anderen zu helfen, ob Mensch oder Tier, wenn man den tiefen inneren Drang dazu verspürt, diesen Drang auch nach dem zehnten gescheiterten Versuch nicht unterdrücken zu wollen, sondern weiterzumachen, also selbst wenn es mal schwer ist, weiter voranzuschreiten und seinem Ideal zu folgen;
- selbständig zu denken und sich nicht um jeden Preis dem Druck der sogenannten Normalität unterzuordnen, da ein breiter Konsens ja nicht zwangsläufig der Garant für die Richtigkeit oder Angemessenheit einer Ansicht oder eines Verhaltens sein muss;
- stets ein inneres Lächeln zu bewahren;
- an sich zu arbeiten, sich zu entwickeln, aber auch loszulassen, wenn sich ein Vorhaben als falsch erwiesen hat, und nicht daran zu haften.

Die Welt braucht mehr positiv denkende Menschen. Es ist Zeit, wach zu werden, Zeit zum Bewusstwerden, Zeit, um etwas zu ändern. Veränderung geschieht jede Sekunde. Nichts ist jetzt so, wie es noch vor kurzem war. Wir erschaffen mit unseren Gedanken unsere Welt. Der Gedanke ist der Samen der Welt. Wie der Samen die Basis für eine vollkommene Pflanze enthält, so enthält der Gedanke eines positiv denkenden Menschen die Basis für eine gute Handlung.

Ein Wald ist kein guter Wald und kann langfristig nicht bestehen, wenn in ihm nur eine Art von Bäumen wächst. Erst die Mischung aus vielen verschiedenen Arten, die alle in Symbiose miteinander stehen, macht den Wald zu einem funktionsfähigen Ökosystem. Ähnlich macht eine gesunde Mischung aus immer mehr positiv denkenden Menschen, die trotz unterschiedlicher Anschauungen in gegenseitiger Toleranz guten Willens sind und ihre Vorhaben auch umsetzen, die gesamte Welt zu einer besseren Welt – durch ihr Denken, durch ihr Handeln und durch ihre Funktion als nachahmenswerte Vorbilder für alle.

Das Studium der Schriften – Was Yoga uns lehrt

Bis hierhin haben Sie nun schon einige sehr wichtige Praktiken des Yoga üben können und sind eingetaucht in eine faszinierende Welt: Sie haben mithilfe der Asanas begonnen, ein neues, vielleicht intensiveres Körpergefühl zu entwickeln. Sie haben durch die Pranayamas Ihren Atem neu kennengelernt und setzen ihn bewusster ein. Sie konnten wahrscheinlich schon ein warmes Gefühl empfinden, als Sie Bhramari geübt haben, das Bienensummen. In der Meditation werden Sie Ihren Geist vielleicht nicht gleich zu besänftigen vermocht haben, aber Sie betrachten ihn nun immerhin mit etwas mehr Abstand und Humor und können mit seiner Eigenwilligkeit gelassener umgehen. Die Tiefenentspannung hat Sie vermutlich am weitesten zu Ihrem wahren Wesenskern gebracht und Sie ein vielleicht noch nie so präsent dagewesenes Mitgefühl spüren lassen, so dass Sie das Empfinden hatten, Sie seien mit allem und jedem verbunden. Spätestens an dieser Stelle ist es an der Zeit, die Ethik des Yoga durch das Studium der Schriften kennenzulernen, die Ihre Empfindungen, Ihre Erfahrungen und Gefühle mit dem Alltagsleben verwebt und die eigentliche Grundlage des Yoga und somit auch des Yogan bildet.

Im Yogasutra, einem der klassischen Werke und Grundlagentexte des Yoga, gibt uns der bereits erwähnte Verfasser Patañjali (etwa 2. Jahrhundert v. Chr.) Ratschläge, wie wir die Selbstverwirklichung erreichen können – das eigentliche und höhere Ziel der Yogapraxis. Er nennt als unterste Stufe des von ihm beschriebenen achtgliedrigen Pfades die Yamas. Das sind ethische Prinzipien im Umgang mit anderen (auch übersetzbar als »äußere Disziplin, Selbstbeherrschung«). Die erste der Yamas ist Ahimsa, das »Nichtschädigen« beziehungsweise »Nichtverletzen«. Faszinierend finde ich, dass Patañjali uns Anleitungen für den Umgang mit anderen gibt, bevor er mit Ratschlägen zum Umgang mit uns selbst beginnt. Und gleich als Erstes nennt er das Prinzip des Nichtschädigens. Es ist für mich ein weiterer Hinweis darauf, wie wichtig es ist, im Leben nach Frieden, Mitgefühl und Gewaltlosigkeit (eben dem Nichtschädigen) zu streben. Vermutlich fragen Sie sich nun, warum ich die Stufen des klassischen Pfades in diesem Buch ein wenig umgekehrt habe und nach der Einführung gleich mit Asanas, Pranayamas und Meditation begonnen habe? Das liegt daran, dass es erfahrungsgemäß sinnvoller ist, erst dann mit ethischen Überlegungen zu beginnen – die verbunden sind mit tiefgreifenden Einsichten und Veränderungen –, wenn wir auch bereit sind, uns damit auseinanderzusetzen und sie anschließend in unseren Alltag zu integrieren. Die erlebte Praxis von Asanas, Pranayamas und der Meditation eröffnet den meisten Menschen erst diese Offenheit und Bereitschaft.

Patañjalis Yamas und Niyamas sind zudem nicht nur theoretische ethische Empfehlungen, sondern zugleich auch eine Praxis beziehungsweise Disziplin: Aktiv Mitgefühl zu entwickeln und niemandem Schaden zuzufügen (Ahimsa), wahrhaftig zu leben (Satya) oder zufrieden mit dem zu sein, was wir haben (Santosha), und das Beste aus unserem Leben zu machen – all das bringt uns direkt spürbar näher zu unserem wahren Wesenskern, zu mehr Liebe und mehr Freude.

Mitgefühl mit anderen und uns selbst (Ahimsa)

Beginnen wir also mit dem ersten der Yamas: Ahimsa, das Nichtschädigen oder, etwas anders ausgedrückt, das Mitgefühl mit anderen und uns selbst.

Es geschieht viel Leid auf unserem Planeten, und vieles von diesem Leid liegt außerhalb unserer direkten Handlungsreichweite. Dennoch können wir einige Dinge bewusst und aktiv, Tag für Tag entscheiden und somit dazu beitragen, dass dieses Leid nicht dauerhaft gemacht oder sogar noch verschlimmert wird. Wir haben nämlich die Wahl, wie wir mit unseren Mitmenschen, unseren Mitgeschöpfen und der Umwelt umgehen. Wir können allen freundlich und liebevoll begegnen, bewusst unter dem Aspekt der Nachhaltigkeit konsumieren – also beispielsweise Produkte und Lebensmittel auswählen, die unter Beachtung von ökologischen Gesichtspunkten hergestellt und vertrieben werden –, und es zwingt uns auch niemand, Fleisch und tierische Produkte zu essen.

Wenn wir uns alte indische Yogaschriften anschauen, dann werden wir feststellen, dass eine laktovegetarische Ernährung (Milch und pflanzliche Lebensmittel) für Yogaübende empfohlen wird. Milch gehörte zu den sogenannten reinen (sattwigen) Lebensmitteln. Hier spiegelt sich das Streben nach Mitgefühl bereits wider, denn schon zu den Zeiten, als diese Schriften entstanden, galt die Kuh in Indien als heiliges Tier. Entsprechend liebevoll ging man mit ihr um, man lebte Seite an Seite mit ihr.

Die Zeiten haben sich jedoch geändert. Heute sind die auf Hochleistung gezüchteten Milchkühe ihr Leben lang eingesperrt, werden täglich maschinell gemolken und regelmäßig künstlich befruchtet, um die Milchleistung aufrechtzuerhalten. Die Kälbchen werden ihnen nach der Geburt entrissen, und nach nicht einmal einem Viertel ihrer natürlichen Lebenszeit werden sie getötet. Mensch und Tier leben nicht mehr im gegenseitigen Geben und Nehmen miteinander. Heute versklavt der Mensch die Kuh regelrecht, quält sie täglich, beutet sie aus und schlachtet sie nach ihrem kurzen Leben, um sie anschließend noch als Nahrungsmittel zu verwerten.

In früheren Zeiten war es lebensnotwendig, dass sich die Menschen auch von Milch ernährten, da sie nicht die Möglichkeit hatten, sich rein pflanzlich ausgewogen mit allem zu versorgen, wie wir es heute können. Aber damals wurde die Milch auch noch roh genossen und nicht den Kälbern vorenthalten. Die Kühe bekamen natürlich keine Antibiotika – deren inflationärer Einsatz unter anderem auch für die Entstehung der für uns so gefährlichen multiresistenten Keime verantwortlich ist –, keine Mastbeschleuniger, kein für Pflanzenfresser unnatürliches fleischhaltiges Kraftfutter, und sie lebten wohl nach landläufiger Vorstellung »glücklich« und gesund. Die Milch, die wir von der Molkereiindustrie geliefert bekommen, ist also bei weitem nicht mehr das, was sie früher einmal gewesen sein musste. Heute trinken wir darüber hinaus aber auch all das Leid und die Stresshormone der gepeinigten Tiere mit. Die Yogis von früher würden unter diesen Aspekten wohl kaum noch behaupten, Milch sei rein, und schon gar nicht, sie sei mitfühlend gewonnen worden.

Viele nichtvegetarisch lebende Menschen beziehungsweise Omnivoren, also »Allesesser«, sind der Meinung, eine Ernährung ohne Fleisch und Milch könne nicht freudvoll und befriedigend sein. Zu groß sei der Verzicht. Dabei ist es nach Auffassung nicht nur vegan lebender Menschen letztlich gar kein Verzicht. Denn wenn wir uns bewusst gegen dieses Leid und für Mitgefühl entscheiden, dann kommt dieses Mitgefühl letztlich auch wieder auf uns zurück. Und da Mitgefühl und Liebe ein Ausdruck wahrer Freude sind, ist dieser im Augenblick vordergründige Verzicht letztlich ein langfristiger Gewinn für uns.

Im Yogasutra *(YSP II.16)* steht der Vers *Heyam duhkham anagatam*, der übersetzt so viel bedeutet wie: »Künftiges Leid sollte vermieden werden.« Wenn wir darum wissen, dass eine Tat möglicherweise Leid verursacht, sollten wir von ihrer Ausführung absehen. Das ist schon allein deswegen klüger, weil dieses Leid letztlich wieder auf uns zurückfällt. All das Leid auf dieser Welt entsteht nur, weil wir gegeneinander handeln. Jeder will besser sein als der andere. Jeder will mehr haben als seine Mitmenschen. Doch Yoga lehrt uns und lässt uns zunehmend erfahren, dass wir nicht getrennt von anderen existieren (können). Wir werden es intuitiv in der Meditation erfahren, können es aber auch rein intellektuell nachvollziehen, wie wir schon angedeutet haben. Getrenntheit ist nur eine Illusion, ein Konstrukt unseres Geistes, das lediglich in bestimmten Hinsichten nützlich sein kann, wobei man aber um die Einheit allen Seins wissen sollte.

Patañjali sagt weiterhin, dass Stärke aus Güte, Wohlwollen, Freundlichkeit und Mitgefühl erwachse (YSP III.24). Das ist im Prinzip das genaue Gegenteil dessen, was unseren Alltag weitgehend beherrscht. Denn dieser scheint uns zu lehren, dass Stärke durch das Schwächen der anderen entstünde. Es verhält sich jedoch umgekehrt: Wahre Stärke ist nicht, »besser zu sein als jemand anders«, sondern Frieden, Harmonie und die Verbindung mit allen Wesen zu spüren. Zu merken, zu erahnen, dass wir nicht getrennt von dem uns Umgebenden sind. Wenn wir uns in andere Menschen hineinversetzen und Mitgefühl für alle Geschöpfe entwickeln, dann reduziert sich mehr und mehr der Teil in uns, der für die Illusion der Trennung sorgt. Wenn wir uns um andere kümmern, dann tun wir das zwar selbstlos und uneigennützig, wissen aber, dass wir gar nicht getrennt von unserem Äußeren sind, sondern Teil des Ganzen. Wie könnten wir ihm da weh tun? Denn wir schadeten uns dann doch letztlich selbst.

Als Yogaübende wissen wir, dass Glück nicht von außen kommt. Es ist vielmehr etwas, was in unserem Inneren entsteht und dann von außen wieder zurückkommt: Wenn wir beginnen, mitfühlend mit den uns umgebenden Wesen zu sein, dann werden auch wir glücklich sein.

Der Weg dorthin ist einfacher, als man gemeinhin denkt. Stellen Sie sich, bevor Sie eine Handlung ausführen, einfach die Frage: »Dient meine Handlung dem friedlichen Fortschritt und der Welt, oder verursacht sie Leiden?« Wenn Sie dann immer konsequent sind, befinden Sie sich in aller Regel auf dem richtigen Weg.

Nach dem Prinzip des Yogan richten wir durch die bewusste vegane Ernährung so wenig Schaden wie möglich an, und zwar für Mensch, Tier und Umwelt. Eine vegane Lebensweise ist daher einer der ersten bedeutsamen Schritte in ein Leben nach Maßgabe des Mitgefühls, das möglicherweise durch die Yogapraxis initiiert wurde, sicher aber dadurch unterstützt und gefördert wird.

Unser Leben mittel- und unmittelbar gewaltfrei auszurichten ist unser Beitrag auf dem Weg zu universellem Frieden und universeller Liebe – eine Zukunft, nach der wir alle streben. Jeder Einzelne von uns hat die Möglichkeit, an diesem Ziel mitzuwirken. Somit sind das »Nichtschaden« ebenso wie das »Nichtstehlen« und die anderen ethisch-moralischen Empfehlungen keineswegs nur ein passives »Nichttun«, sondern immer auch im besten Sinne verstandenes aktives »Guttun«.

Nicht stehlen (Asteya)

Nicht zu stehlen bedeutet im wörtlichen Sinne einfach, anderen grundsätzlich nichts wegzunehmen, was sich in ihrem Besitz befindet. Es bedeutet aber auch, dass wir mit unseren Wünschen Maß halten, uns nicht jedes Bedürfnis unmittelbar erfüllen wollen. Denn wenn wir jedem Wunsch ohne Rücksicht auf andere nachgeben, wird dies über kurz oder lang in Gier ausarten, und diese Gier lässt uns schließlich immer mehr Dinge beanspruchen, die uns eigentlich nicht zustehen.

Betrachten wir beispielsweise wieder die Fleisch-, Fischerei-, Molkerei- und auch weite Teile der Modeindustrie, stellen wir sehr schnell fest, dass ihre Geschäftsgrundlage regelrecht als Diebstahl bezeichnet werden muss. Die Milch, die eigentlich für die Kälber produziert wird, trinkt der Mensch. Dem Kalb wird die Mutter entzogen, der Mutter das Kalb entrissen. Die Tiere werden eingesperrt, dadurch werden sie ihrer Freiheit beraubt. Wenn wir sie nicht mehr benötigen, sie essen oder ihre Haut und andere Körperteile verarbeiten wollen, werden sie getötet, man nimmt ihnen ihr Leben ganz.

Dadurch, dass die Ausbeutung der Tiere seit Jahrhunderten gang und gäbe ist, wird sie gewöhnlich nicht grundsätzlich hinterfragt. Und die aus Tieren hergestellten oder von ihnen genommenen Produkte sind heutzutage in der Warenpräsentation vielfach so entfremdet, dass wir sie beim Konsum nicht selbstverständlich mit ihrer Herkunft in Verbindung bringen.

Wir sollten den uns geschenkten Intellekt nutzen, uns hinreichend informieren und über kulturelle und traditionelle Gegebenheiten nachdenken, prüfen, ob sie für uns ethisch und moralisch vertretbar sind, und anschließend für uns selbst die Entscheidung treffen, ob wir sie weiterhin so leben möchten oder eben nicht.

Wenn wir tierische Produkte konsumieren, dann stehlen wir nicht nur den Tieren ihr Leben und ihre Freiheit. Wir stehlen unseren Mitmenschen vor allem in den sogenannten Entwicklungsländern auch Lebensmittel, weil wir Pflanzen, die eigentlich für sie zu bezahlbaren Preisen zur Nahrung zur Verfügung stehen könnten, an Tiere verfüttern. Für die Produktion von einem Kilo Fleisch wird ein Vielfaches an pflanzlicher Nahrung und an Wasser benötigt. Wir stehlen nachkommenden Generationen einen intakten Planeten, weil wir dadurch, dass wir die Massentierhaltung dulden und unterstützen, für eine steigende Umweltverschmutzung und die Zunahme von Klimagasen mitverantwortlich zeichnen. Wir stehlen Menschen und Tieren Lebensraum und Lebensodem, weil wir es unterstützen, dass die Regenwälder flächendeckend für Weide- und Anbauflächen abgeholzt werden, so dass die Sauerstoffreserven schwinden und die Artenvielfalt reduziert wird.

Stattdessen sind wir aufgefordert, einander zu helfen und

die Schöpfung zu bewahren. Letztlich wollen wir alle glücklich sein und dem Leben einen tieferen Sinn verleihen. Der aber kann nicht darin bestehen, anderen so viel wegzunehmen, wie es nur geht. Das führt zur Zerstörung und wirkt sich wie gesagt letztlich auch destruktiv auf uns selbst aus. Wer aber viel gibt, der wird auch viel zurückbekommen, selbst wenn dies auf einer anderen Ebene geschehen und der unmittelbare Nutzen nicht jederzeit gleich erkennbar sein mag.

Frei sein von Gier und Habsucht (Aparigraha)

Frei zu sein von Gier und Habsucht bedeutet, dass wir im Leben nur so viel an materiellem Besitz ansammeln, wie wir auch wirklich benötigen. Das ist natürlich relativ, und die Grenzen sind fließend. Von Gier und Habsucht kann man aber sicher sprechen, wenn man glaubt, hundert Paar Schuhe im Schrank haben zu müssen, zwanzig Kochtöpfe in der Küche, ein Zimmer voller Kleider, mehrere Autos, ein Haus mit mehreren hundert Quadratmetern Wohnfläche, einen riesigen Garten mit parkähnlichen Ausmaßen …

Materielle Gegenstände, auch in weniger opulenten Dimensionen, mögen uns kurzfristig so etwas wie Glück vortäuschen. Wirkliches Glück kommt aber aus unserem Inneren heraus, nicht von außen. Ein Problem dabei ist nämlich zum Beispiel, dass mit wachsendem Besitzstand auch die Ansprüche steigen. Es ist wie das Trinken von salzigem Meerwasser: Je mehr man davon zu sich nimmt, desto durstiger wird man. Unser Geist ist nur kurzfristig befriedigt, dann generiert er einen neuen, größeren Wunsch und will auch diesen erfüllt bekommen. Doch wenn wir dem jedes Mal nachgeben und stets die sofortige Bedürfnisbefriedigung als oberstes Ziel haben, werden wir nach einiger Zeit feststellen, dass all unser angehäufter Reichtum uns mehr belastet, als er uns guttut. Und das Glück haben wir dabei wahrscheinlich immer noch nicht gefunden.

Zudem verlieren wir nach und nach den Bezug zu uns selbst, wenn wir immer wieder auf äußere Reize reagieren. Suggestive Werbung und auch das Konsumverhalten in unserem Umfeld schaffen mehr oder weniger sublim Bedürfnisse, die eigentlich gar keine sind. Dadurch verlieren wir dann auch unsere Urteilsfähigkeit, die uns zu unterscheiden hilft zwischen dem, was wir wirklich brauchen, und dem, was eher unnötig ist.

»Einfach leben, erhaben denken«, lautete hingegen ein Leitspruch von Swami Sivananda Saraswati, einem bekannten Yogameister des 20. Jahrhunderts: »Nimm dir nur so viel, wie du zum Leben brauchst, und lass den anderen auch etwas übrig.« Oder besser: »Gib den anderen mehr, als du ihnen im ersten Moment geben wolltest.« Wenn dieses Beispiel Schule macht, ist die logische Konsequenz, dass Sie auch mehr zurückbekommen, als Sie sich erhofft haben.

Bei einer Lebensweise, die an dem Konzept des Yogan orientiert ist, geschieht es nahezu von selbst, dass wir uns in Selbstreflexion üben und unsere Ansprüche an ein für alle verträgliches Maß anpassen. Wir können dies aber auch proaktiv herbeiführen. Das kann zum Beispiel täglich vor der Meditation geschehen: Wenn Sie tagsüber etwas gesehen haben, von dem Sie denken, dass Sie es bräuchten, vertagen Sie den Erwerb auf den nächsten Tag. Abends setzen Sie sich dann hin, lassen den Tag Revue passieren und fragen sich, ob Sie das Objekt Ihrer »Begierde« wirklich benötigen. Stellen Sie sich dafür die Fragen »Bringt es mich in meiner Entwicklung weiter?«, »Hilft es der Welt?«, »Schadet es jemandem?« oder auch einfach »Verschafft es mir wirklich das Vergnügen, das ich mir von ihm erhoffe?« – oft ist es so, dass sich der Wunsch allein dadurch schon nach kurzer Zeit in Luft auflöst.

Viele Menschen handeln hier wie konditioniert: Der Reiz »Das muss ich haben« ist da, und prompt wird etwas gekauft. Damit sind wir bei einer der Ursachen unserer schnelllebigen Konsumgesellschaft mit ihren verheerenden Folgen: Ein Großteil dessen, was auf diese Weise erworben wird, landet nach kurzer Zeit auf dem Müll oder fristet unbeachtet in irgendeiner Ecke ein sinnloses Schattendasein und hat nur unnötig die Nachfrage nach solchen sinnfreien Produkten angekurbelt.

Die Praxis des Yoga(n) hilft uns auf ihre spezielle Weise, den Mechanismus unseres Geistes zu verstehen und ihn von den uns umgebenden Reizen solcher Art abzuziehen. Selbst wenn das nicht gleich gelingt, können wir doch lernen, die Reize als solche wahrzunehmen und uns bewusst zwischen den Reiz und den normalweise darauffolgenden Handlungsimpuls zu stellen.

Viele Menschen, die sich von der konsumorientierten Gesellschaft nicht vereinnahmen lassen, machen mehr und mehr die Erfahrung, dass man ohne all das unnötige Material glücklicher und zufriedener sein kann. Je weniger man durch den Ballast abgelenkt und beschwert wird, desto freier und unbelasteter werden wir in Körper, Geist und Seele.

Wahrhaftig leben (Satya)

Wenn wir danach streben, stets wahrhaftig zu sein, dann bekommen unsere Gedanken eine starke Kraft. Schauen wir uns einmal um, dann stellen wir aber ganz schnell fest, dass wir allenthalben der Unwahrheit ausgesetzt sind.

Die Fleisch- und Milchindustrie zum Beispiel gibt jedes Jahr Millionen Euro aus, um uns etwas vorzugaukeln, damit ihre Produkte im Unterbewusstsein des Verbrauchers positiv besetzt sind, was sein Einkaufsverhalten steuert: Uns werden glückliche Mutterkühe mit ihren Kälbchen auf grünen Wiesen mit frischem Gras suggeriert, flauschige kleine Küken und fröhlich aussehende Schweine. Die Wirklichkeit sieht jedoch ganz anders aus. Für Tierrechtsaktivisten wird es aber immer schwerer, diese Realität zu zeigen, denn die Mast- und Schlachtbetriebe gleichen heute schon fast Hochsicherheitsgefängnissen – die Gründe dafür liegen auf der Hand. Aber wenn wir ehrlich sind, dann möchten viele von solchen Fakten auch lieber gar nichts wissen.

Diese Trennung von Produkt und Herkunft beginnt schon bei unseren Kindern: Kinder würden niemals auf die Idee kommen, ein Schwein, ein Kaninchen oder ein »süßes« Küken zu töten und zu essen. Wenn wir sie fragten, ob sie lieber einen Apfel oder das hoppelnde Kaninchen im Garten verzehren möchten, wäre die Antwort voraussehbar. Aber was machen wir mit unseren Kindern? Wir lassen sie nachmittags mit ihrem Haustier spielen und servieren ihnen abends paniert und knusprig gebraten dessen Bruder oder Cousin.

Das Problem dieser fehlenden Unmittelbarkeit ist auch, dass wir oft etwas ganz anderes tun als das, was wir nach unserer Auffassung eigentlich tun müssten. Ein Beispiel: Viele Menschen wissen mittlerweile, dass wir an dem Tod der frisch geschlüpften männlichen Küken mitverantwortlich sind, wenn wir Eier kaufen. In Deutschland sterben nämlich rund vierzig Millionen männliche Küken jährlich bei der Legehennenproduktion, weil sie mit dem »falschen Geschlecht« geboren wurden und keine Eier legen können. Sie sind »unproduktiv« und werden, kaum geschlüpft, einfach geschreddert! Wenn wir uns mit Freunden darüber unterhalten, finden wir das schlimm und beklagen uns über derart barbarische Methoden, vergessen dabei aber zu erwähnen, dass wir letztlich die Ursache dessen sind. Und nachmittags wird, weil es ja schon immer so war, der Kuchen mit Eiern gebacken. Diese Widersprüchlichkeit in Denk- und Verhaltensweise ist das Gegenteil dessen, was Yoga uns lehrt.

Viele von uns versuchen sich auch einzureden oder sind gar überzeugt davon, dass sie nicht für die Qual und den Tod der Tiere verantwortlich sind, wenn sie Milch und Eier kaufen, denn sie seien ja nicht diejenigen, die die Handlung ausüben, Qual und Tod verursachen. Fakt ist jedoch, dass den Tieren nur um der Produkte willen, die wir kaufen, und wegen des daraus erzielten Gewinns das Leid zugefügt wird. Wir geben sozusagen den Auftrag, zu töten und zu quälen.

Wenn wir beginnen wollen, ein ehrliches Leben zu führen – das zu tun, was wir auch denken, und ethisch korrekt zu handeln –, dann fangen wir an, selbst Verantwortung für unser Handeln zu übernehmen, auch wenn die Folgen nur vermittelt wahrnehmbar sind. Ein Problem in unserer Gesellschaft ist zudem, dass viele ein schlechtes Selbstwertgefühl besitzen, weil wir unsere Verantwortung delegieren. Wenn wir jedoch anfangen, die Zusammenhänge zu erkennen zwischen unserem Handeln und den Ursachen, die wir dadurch schaffen, können wir durch verantwortliches Handeln auch unser Selbstwertgefühl stärken.

Bei fortschreitender Yogapraxis realisieren wir all dies mehr und mehr. Wir spüren, dass wir Teil des Gesamten sind und somit jede Handlung Auswirkungen auf alles hat. Wenn wir das erkennen und danach leben, was unser Herz uns sagt, dann schließen wir den Spalt im Geist und zwischen Gedanken und Handlungen. Die Menschen in unserem Umfeld merken, dass wir authentisch leben, dass wir das tun, was wir für richtig halten. Dann hören sie uns zu, nehmen sich ein Beispiel an uns und werden feststellen, dass man nicht gegen sein Innerstes handeln muss, nur weil es die meisten anderen auch tun.

Menschen sind tief im Kern gut. Im Prinzip wollen alle Frieden, Gerechtigkeit und Freiheit für jedermann. Aber in den meisten Fällen handelt man entgegen dem, was man eigentlich möchte. Jahrtausende haben wir uns selbst konditioniert zur Ausführung von Handlungen, bei denen wir tief im Herzen wussten, dass sie eigentlich falsch und moralisch verwerflich sind. Dies zu erkennen, aus dem Herzen heraus zu leben, intuitiv das Richtige zu tun ist der erste Schritt hin zu einem wahrhaftigen Leben.

Doch wo beginnen? Am besten bei uns selbst. Warum sollten wir unseren Kindern weiter etwas vormachen? Warum sollten wir uns selbst weiter anlügen? Denn in Wahrheit ist es so, dass wir all die tierischen Produkte, an denen so viel Leid und so viel Lüge hängt, gar nicht brauchen. Jeder muss aber bei sich anfangen. Es bringt nichts, andere zu verurteilen und ihnen die Schuld zuzuweisen. Es hat keinen Zweck, zu sagen, dass die Politiker schuld an dem ganzen Leid der Tierindustrie sind. Es nutzt auch kein Relativieren dergestalt, dass man selbst ja viel weniger tierische Produkte äße als jemand anders. Dass man selbst nur Milch konsumiere, wohingegen andere doch Unmengen an Fleisch vertilgten. Die Veränderung findet bei jedem Einzelnen statt. Wir sollten für uns selbst wahrhaftig leben, konsequent das tun, was unser Herz uns sagt, und uns nicht in Relation zu anderen als besser hinstellen.

Das alles schließt natürlich nicht aus, dass man Missstände beim Namen nennt und dazu beiträgt, hier für Abhilfe zu sorgen.

Reinheit innen und außen (Sauca)

Mit dem Aspekt der Reinheit kommen wir nun zu den Niyamas, den ethischen Empfehlungen und Übungen im Umgang mit uns selbst. Patañjali sagt, dass durch die Reinheit geistige Klarheit, ein heiteres Gemüt und Konzentrationsfähigkeit entstehen (YSP II.41). Gemeint sind hier sowohl die äußere als auch die innere Reinheit.

Bei der äußeren Reinheit geht es dabei nicht nur darum, dass wir unserer täglichen Hygiene nachkommen, sondern dass wir uns zum Beispiel ebenso in einer reinen Umgebung aufhalten, auch was das Atmosphärische betrifft: dass wir uns etwa nicht auf üble Nachrede einlassen, keine Fäkalsprache verwenden und so weiter.

Ein wichtiger Aspekt bei der ethischen Empfehlung der Reinheit spielt auch hier wieder unsere Ernährung. Dabei können wir unsere Lebensmittel aus zwei Perspektiven betrachten: Zum einen sollten wir uns bewusst sein, dass all das, was wir zu uns nehmen, zu unserem eigenen Körper werden kann oder sich zumindest eine Zeitlang in ihm aufhalten wird. Wer sich also regelmäßig Milch beziehungsweise Molkereiprodukte einverleibt oder an keinem Burger-Restaurant vorbeigehen kann, ohne dort seine tägliche Junkfood-Ration zu versenken, braucht sich nicht zu wundern, dass er beispielsweise Akne bekommt oder langsam in die Breite geht. Die andere Seite aber ist, dass egal, welches Lebensmittel wir zu uns nehmen, es direkt oder indirekt eine Wirkung auf unseren Geist hat, denn Körper und Geist sind ja eng miteinander verbunden. Wenn wir beispielsweise etwas sehr Scharfes essen, dann heizt das unserem Körper ganz schön ein: Er beginnt zu schwitzen, unser Herz schlägt schneller, der Sympathikus »spannt sich an«, und infolgedessen wird auch unser Geist aktiver und unruhiger. Das kann in einigen Situationen sicherlich von Vorteil sein, zum Beispiel wenn Sie einen wichtigen Termin vor sich haben und Sie sehr wach sein müssen. Sollten Sie aber ohnehin schon einen unruhigen Geist haben und nehmen Sie dann noch scharfe Sachen zu sich, ist das eher kontraproduktiv, wenn Sie sich anschließend zur Meditation hinsetzen wollen.

Noch abträglicher jedoch ist in dieser Hinsicht die Wirkung von tierischen Nahrungsmitteln wie Fleisch. Sicher kennen Sie den Slogan »Fleisch ist ein Stück Lebenskraft« – ein auf fatale Weise genialer Claim, den die Werbewirtschaft in den sechziger Jahren entwickelt hat und der für viele glaubhaft das Gegenteil dessen ins Gedächtnis eingebrannt hat, was eigentlich zutreffend wäre: Fleisch ist nämlich kein Stück Lebenskraft, sondern entzieht ein Stück Lebenskraft. Es ist so schwer verdaulich, dass es je nachdem, was sonst noch dazugegessen wird, eine Transitzeit im Verdauungsapparat von bis zu mehreren Tagen haben kann. Hinzu kommt, dass wir Fleisch in der Regel erst dann essen, wenn es schon begonnen hat, sich zu zersetzen (im Fachjargon »Autolyse« genannt). Die langfristige Folge dieser in unserem Körper verwesenden und verweilenden Substanz kann beispielsweise Dickdarmkrebs sein. Die kurzfristige Konsequenz ist eine starke Beeinträchtigung unserer Wachheit, ganz einfach deswegen, weil unser Körper Unmengen an Energie benötigt, um dieses Stück Fleisch zu verdauen und die beim Abbau entstehenden Gifte wieder aus dem Körper herauszubefördern. Fleisch ist also alles andere als »rein«.

Die Auswahl von Lebensmitteln, die für unsere Entwicklung und Gesundheit förderlich sind, ist jedoch nicht alles, was Körper und Geist reiner werden lässt. Insbesondere das Ausüben von Asanas, Pranayamas und Meditation führt nach und nach zu einer Reinigung auf körperlicher sowie geistiger Ebene. Unreinheiten im Organismus werden besonders durch Asanas und Pranayamas mobilisiert und abtransportiert. Auf geistiger Ebene wirkt vor allem die Meditation sehr reinigend, wobei Sie auch Asanas und Pranayamas so ausüben können, dass sie auf geistiger und energetischer Ebene reinigend wirken: Je länger Sie beispielsweise eine Asana halten, desto mehr entfalten sich ihre Wirkungen auf den unterschiedlichen Ebenen.

Zufrieden mit dem, was wir haben (Santosha)

Neben dem Aspekt der Reinheit spielt im Yoga und somit auch im Yogan die Zufriedenheit eine wichtige Rolle. Patañjali sagt im Yogasutra, dass aus Zufriedenheit unübertroffenes Glück gewonnen wird (YSP II.42). Dies ist einleuchtend, denn wenn wir im gegenwärtigen Moment zufrieden mit dem sind, was wir haben, beziehungsweise auch mit dem, was wir nicht haben, ist unser Geist besänftigt, unser wahrer Wesenskern kann deutlicher zum Vorschein kommen, und wir erfahren Freude oder Glück. An unserem Glück können wir also arbeiten, indem wir uns in Zufriedenheit üben. Zu diesem Zweck sollten wir uns einige Gedanken über die Begriffe »Freude«, »Zufriedenheit« und »Glück« und ihre Verbindung untereinander machen.

Freude kann man als eine eher situationsabhängige Emotion bezeichnen. Freude entsteht aus einer Situation heraus und vergeht relativ schnell wieder. *Glück* pendelt zwischen Freude und Zufriedenheit. Glück ist eine sehr tief gehende Emotion, die in der Regel mit einer Rücknahme des Egos korrespondiert. Daher geht es im Yoga auch darum, das Ego nach und nach auszudünnen. Glück durchströmt den ganzen Körper und ist oft über längere

Phasen präsent. Aber auch das Glück währt nicht ewig und vergeht, wenn das Ego wieder die Oberhand gewinnt. *Zufriedenheit* hingegen ist eine innere Einstellung, die einen grundsätzlicheren Teil der Persönlichkeit widerspiegelt. Denn selbst wenn es in unserem Leben drunter und drüber geht, so pendeln wir uns in den allermeisten Fällen nach einer Glücks- oder Trauerphase wieder auf unserem relativ konstanten persönlichen Zufriedenheitsniveau ein. Vor einiger Zeit noch nahm man an, dieser sogenannte Zufriedenheits-»Level« oder »*Set-Point*« sei stabil respektive nicht veränderbar. Neuere Forschungsergebnisse deuten allerdings auf das Gegenteil hin, und als angehender Yogi werden Sie erfahren, dass gewisse Züge der Persönlichkeit sehr wohl veränderbar sind – wenn auch oft sehr schwer. Zufriedenheit ist einer dieser Züge der Persönlichkeit, bei denen es einer gewissen Anstrengung bedarf, um sie zum Positiven hin zu ändern.

Ein ganz wichtiger Faktor, ob wir zufrieden sind oder nicht, ist die Erwartungshaltung in Relation zur Verwirklichung unserer Wünsche, also das Verhältnis zwischen unseren Ansprüchen (unserem Anspruchsniveau) und deren Erfüllung.

Natürlich ist es sinnvoll, Ziele im Leben zu haben, bestimmte Wünsche zu verwirklichen und etwas zu erreichen. Das ist der sogenannte aktive Weg. Das Problem liegt nur darin, dass es heutzutage scheinbar immer mehr zu erreichen gibt und sich die Zahl der potenziellen Ziele ins Unendliche ausweitet mit dem Resultat, dass wir immer unzufriedener werden.

Der defensive Weg hingegen wird gerade in unserer Leistungsgesellschaft weitaus weniger favorisiert. Aber wie uns unter anderem vor allem Yoga lehrt, sollte es immer um den Ausgleich zwischen den Polen gehen, also das Harmonisieren der passiven und aktiven, »weiblichen« und »männlichen« Energien, wenn man so will (mit diesen Bezeichnungen und Zuordnungen sind keinerlei moralische oder sonstige Bewertungen gemeint). Zu viel Aktivität ist nicht gut. Zu viel Passivität ebenfalls nicht. Der »goldene Mittelweg« sollte es sein.

Nur, um diesen Pfad beschreiten zu können, benötigen wir ein wenig Wissen über die sogenannten defensiven Handlungsstrategien. **Wie verändern Sie also Ihre Persönlichkeit im Hinblick darauf, ein zufriedenerer Mensch zu werden? Hier ein paar wesentliche Angebote:**

1. **Üben Sie sich in Gelassenheit.** Versuchen Sie stets, die Dinge so nehmen, wie sie kommen, und das jeweils Beste daraus zu machen. Gelassenheit bedeutet keineswegs Gleichgültigkeit. Es geht schon darum, seine Energie in ein Vorhaben zu stecken, von dem man überzeugt ist, und mit bestem Wissen und Gewissen zu handeln. Aber es bedeutet eben auch, dass, wenn bestimmte Ziele nicht erreicht werden können, das dann ebenfalls völlig okay ist. Gelassenheit meint freilich und vor allem, schon bei der Planung zu überlegen, ob eine Handlung überhaupt sinnvoll, vonnöten oder erwünscht ist. Es ist bei der Betrachtung und Abwägung also eine gewisse Distanz erforderlich.

2. **Nehmen Sie Ihre Gefühle an.** Ein großer Spalt zwischen Anspruch und Wirklichkeit kann entstehen, wenn unsere Emotionen nicht unserem Idealbild von uns selbst entsprechen. Haben wir beispielsweise vor Publikum Lampenfieber, sind aber der Meinung, dass dies nicht sein sollte, entwickeln sich unter Umstän-

den wachsende negative Emotionen. Ein erster, aber wesentlicher Schritt zur »Deeskalation« wäre hier, das Gefühl als solches erst einmal zu akzeptieren und sich die Emotion zuzugestehen.

3. **Bewerten Sie weniger.** Achtsamkeitsmeditationen, in denen wir lernen, das wahrzunehmen, was ist, sind hilfreiche Werkzeuge für größere Zufriedenheit. Ein ungeschulter Geist bewertet alles und jeden von morgens bis abends, und das ist ja auch nicht grundsätzlich verkehrt. In vielen Alltagssituationen, beispielsweise im Straßenverkehr, müssen wir die Lage schnell beurteilen können, um zum Wohle aller Beteiligten richtig zu handeln. Aber Bewertungen dieser Art laufen quasiautomatisch vielfach auch dann ab, wenn sie eigentlich gar nicht erforderlich sind. Die Natur zu genießen, ihre Schönheit wahrzunehmen und sich zum Beispiel nicht den ganzen Tag in bewertenden Gedanken nach Kosten-Nutzen-Gesichtspunkten zu verstricken ist durch Meditation erlernbar. Ein interessantes Terrain zum Lernen wird vermutlich auch Ihr soziales Umfeld werden. Wenn Sie sich etwas intensiver mit dem Thema des veganen Lebens auseinandergesetzt haben und Vernetzungen zwischen Ernährung und Tierleid oder Umweltproblemen sehen, werden Ihre Bewertungen und vor allem Verurteilungen anderer Menschen vermutlich zunehmen. Vor allem dann, wenn Ihr Gegenüber anderer Meinung ist als Sie und Ihren Argumenten gar nicht folgt.

4. **Überprüfen Sie Ihre Ziele.** Sich in gemeinnützigen Organisationen einzubringen macht zum Beispiel oft weitaus glücklicher als das Streben nach materiellem Reichtum. Sowohl die Empfänger Ihrer Aktivität als

auch Sie selbst; denn was gibt es Schöneres, als unsere Mitmenschen und -geschöpfe glücklich zu machen beziehungsweise für ihr Wohl zu sorgen?

5. **Vergleichen Sie sich nicht mit anderen.** Zufrieden sollte man sein mit dem, was man tun und haben kann. Jeder hat seine Stärken und Schwächen. Und beide gilt es anzunehmen. Bei den Stärken fällt uns das in der Regel sehr leicht, aber unsere Schwächen sollten doch besser im Verborgenen bleiben, oder? Nein, denn diese sind ebenso ein Teil von uns und machen gemeinsam mit anderen Charakterzügen unsere Persönlichkeit aus. Grundsätzliche Selbstakzeptanz ist eine wesentliche Voraussetzung für ein zufriedenes Leben. Übrigens bin ich der Meinung, man sollte eher an seinen Stärken arbeiten, als dass man versucht, seine Schwächen zu negieren oder zu unterdrücken. Letzteres kostet weitaus mehr Energie, als auf seine Stärken zu setzen, und ist weniger effektiv. Wir müssen nicht immer und bei allem besser sein als andere. Beispielsweise funktioniert ein Team doch am besten, in dem jeder seine Stärken einbringt, wodurch Gemeinschaft entsteht und die Schwächen der Beteiligten mehr als kompensiert werden.

6. **Leben Sie den Moment.** Klar, Planungen sind wichtig, und ein strukturiertes Leben macht einiges leichter, aber spätestens wenn die Pläne stehen und der Kalender voll ist, dann gilt es, den Moment zu genießen. Denn nur im Hier und Jetzt können wir zufrieden sein. Das Verweilen in reuigen oder sorgenvollen Gedanken, die um gestern oder morgen kreisen, bringt uns jedoch weg von unserer Mitte, von unserem Wesenskern, und lässt uns weniger glücklich sein.

7. **Beobachten Sie sich und nehmen Sie eine gewisse Distanz zu Ihren Gedanken ein.** Durch Meditation lernen wir, unsere Gedanken zu beobachten, statt uns mit ihnen zu identifizieren und sie zu ernst zu nehmen, und werden sie hier und da milde belächeln. Statt dass wir uns von unserem Gedankenkarussell vereinnahmen lassen und in manchen Situationen keinen Ausweg sehen, sind wir nun in der Lage, den Überblick zu bewahren und nach Perspektiven Ausschau zu halten.

Wenn Sie mit einer oder mehreren dieser Anregungen aktiv arbeiten, werden Sie nach einiger Zeit feststellen, dass sich der Grad Ihrer Zufriedenheit wirklich zum Positiven hin verändert. Um Ihre Fortschritte dabei nachzuvollziehen, können Sie ein Tagebuch führen, in dem Sie beispielsweise dokumentieren, ob sich Ihre Bewertungen und Vorverurteilungen reduziert haben.

Dinge angehen und durchziehen (Tapas)

Ein weiterer Aspekt der Niyamas ist Disziplin beziehungsweise Askese (Tapas). Im übertragenen Sinne und auf unseren Alltag bezogen, geht es darum, gewisse Vorhaben nicht auf die lange Bank zu schieben und diese auch zu Ende zu führen, wenn wir einmal damit begonnen haben. Sei es eine Reihe von Bewerbungsgesprächen über uns ergehen zu lassen, unsere Ernährung gesünder zu gestalten oder einen Einstieg in die Yogapraxis zu finden respektive sie zu intensivieren. Ein wichtiger Aspekt unserer Persönlichkeit im Hinblick auf das Niyama der Disziplin sind unsere (An-)Gewohnheiten.

Gewohnheiten sind nicht grundsätzlich schlecht. Eine gewisse Routine mit sinnvollen Automatismen – wie etwa beim Autofahren – vereinfacht unser Leben und gibt uns die Gelegenheit, mehr Kapazitäten für wichtigere Angelegenheiten zu haben, die spontaner und mit mehr Konzentration geregelt werden müssen. Aber in vielen Fällen wirken sie sich auch negativ aus: auf unsere Gesundheit, die Umwelt oder unsere finanzielle Situation. Essen wir beispielsweise gern Schokolade, schaltet sich bei deren Genuss und dem Gedanken daran unser Belohnungssystem ein. Wenn wir diesem Bedürfnis unreflektiert nachgeben, kann es sein, dass wir mit steigender Tendenz zur Schokolade greifen, um irgendwelche missliebigen Situationen zu kompensieren, und somit ein für Körper und Geist abträgliches Suchtverhalten entwickeln.

Genauso können sich andere eher schädliche Programme in unseren Geist einbrennen. Wir kaufen immer wieder denselben ungesunden Kram, können durch keinen Klamottenladen gehen, ohne auch nur ein kleines Teil mitzunehmen, oder legen uns lieber abends auf die Couch, statt Yoga zu üben. Den unbewussten Griff zum Smartphone, um zum 108. Mal die E-Mails und SMS zu checken, kennt vermutlich auch jeder. Der eine mehr, der andere weniger. Wir werden immer inflexibler auf solche Weise und erstarren förmlich in unserem Gewohnheitsdenken. Ganz unbewusst durchschreiten wir einen Tunnel und sehen weder nach links noch nach rechts. Hinzu kommt, dass wir permanent online und ständig beschäftigt sind. Dauerstress für unseren Körper. Dieser Stress führt zu noch mehr unbewusstem Handeln, denn die Energie, die für die Stressbewältigung verloren geht, fehlt für bewusste Entscheidungen.

Zur Kultur gehört es auch, dass Individuen mehr oder weniger kollektiv bestimmten Gewohnheiten nachgehen. Viele Menschen machen die gleichen sinnvollen Dinge, die sich wiederholen. Eigentlich nicht sonderlich schlimm. Wenn diese repetitive Aktivität allerdings im Übermaß aus Couchpotatoe-Abenden mit TV-Dauerkonsum und Currywurstverzehr besteht, ist dies wohl weder förderlich für unsere Gesundheit noch für unsere Kultur oder gar die Umwelt.

Doch was können wir tun, wenn der »innere Schweinehund« uns immer wieder dieselben Dinge tun lässt? Was machen, wenn wir das Gefühl haben, dass wir abends einfach zu fertig sind, um auch noch Yoga zu üben? Was, wenn der Duft einer Imbissbude den Weg zum Näschen findet und infolgedessen der Satz »Einmal Currywurst mit Pommes« förmlich aus uns herausschreit? Wie an der Schokolade ignorant vorbeigehen?

Als Erstes gilt hier die Devise: bewusst machen. Wir sind uns über viele unserer Handlungsmuster gar nicht im Klaren – wie zum Beispiel den ständigen Griff zum Smartphone. Es gilt, sich erst mal eine Zeitlang aufmerksam zu beobachten und festzustellen, was wir den ganzen Tag überhaupt so tun. Und was dann? Hier ein paar Empfehlungen:

1. **Überfordern Sie niemals Ihre Willenskraft.** »Ab heute esse ich kein Fleisch, trinke keine Milch und esse keine Eier mehr. Außerdem verzichte ich auf Süßes, mache täglich Yoga, stehe um halb fünf auf und, und, und ...«

So klappt's in den seltensten Fällen. Setzen Sie Prioritäten und nehmen Sie sich eine schlechte Gewohnheit vor, an der Sie die nächsten vier bis acht Wochen arbeiten möchten, und arbeiten Sie konsequent auf dieser einen »Baustelle«. Viele Angewohnheiten pflegen wir schon von Kindheit an. Diese festgefahrenen Schleifen wieder loszuwerden dauert. Haben Sie Geduld mit sich selbst und denken Sie dabei an die erste ethische Empfehlung des Nichtschädigens. Diese schließt natürlich auch Sie selbst mit ein. Gehen Sie angemessenen Schrittes voran. Seien Sie mit dem zufrieden, was Sie erreicht haben, und loben Sie sich dann ab und an auch einfach einmal selbst.

2. **Lassen Sie sich Zeit.** Setzen Sie sich nicht unnötig mit eilig aufgestellten und höchstens langfristig erreichbaren Zielen selbst unter Druck. Wenn Sie ein konsequenter Mensch sind, gut. Dann werden Sie Gewohnheiten, die Sie sich bewusst gemacht haben, vermutlich in kürzester Zeit ändern können. Sind Sie aber mehr der »Komm-ich-heut-nicht-komm-ich-morgen«-Typ, der's eher ruhig angehen lässt, dann setzen Sie sich besser ein allemal erreichbares Ziel in der ferneren Zukunft. Avisieren Sie es so langfristig, dass ein Verfehlen schier unmöglich wird. Aber setzen Sie sich eines! Ganz ohne Ziel würde sich Ihr innerer Widerstand öfter erheben, als Ihnen lieb sein könnte.

3. **Auch kleine Schritte führen zum Ziel.** Wenn Sie ein großes Ziel haben, dann setzen Sie sich Etappenziele. Wollen Sie sich zum Beispiel vegan ernähren, und Ihre Ernährung setzt sich gerade aus frittierten Kartoffeln und Schwein im eigenen Darm zusammen, dann beginnen Sie erst einmal damit, ein wenig Gemüse in Ih-

ren Speiseplan einzubauen. Tauschen Sie nach und nach Fleisch gegen Hülsenfrüchte und Getreide aus, ernähren Sie sich eine Zeitlang vegetarisch, anschließend vegan. Das kann sich unter Umständen über Wochen oder Monate hinziehen. Geben Sie sich die Zeit. Und vor allem: Freuen Sie sich über die Schritte, die Sie dann bereits vollzogen haben. Sehen Sie ab und an nach hinten und schauen Sie, wie weit Sie schon gekommen sind. Das motiviert. Wenn Sie Lust dazu haben, führen Sie ein Tagebuch darüber, um Ihre Fortschritte zu dokumentieren.

4. **Etablieren Sie neue Gewohnheiten und belohnen Sie sich.** Machen Sie sich Ihr körpereigenes Belohnungssystem zum Freund. Mögen Sie eine bestimmte Frucht besonders gern und empfinden Sie ein Gefühl von Glück, wenn Sie sie essen? Dann führen Sie Ihre neue Gewohnheit – zum Beispiel Yoga zu üben – aus und belohnen Sie sich anschließend mit Ihrer Lieblingsfrucht dafür oder hegen Sie zumindest den Gedanken daran. Sie wissen ja, dass Vorfreude die schönste Freude ist. Nach dem Üben haben Sie vermutlich ohnehin nicht mehr so das Verlangen nach Ihrem Schmankerl, weil Sie vom Yoga schon »high« genug sind, aber der Gedanke an die Belohnung wird Sie zumindest auf die Matte bringen. Statt mit Lebens- oder Genussmitteln kann man sich natürlich auch mit einem schönen Buch belohnen, einem duftenden Bad, einem Sauna-Aufenthalt oder, oder, oder …

5. **Seien und bleiben Sie diszipliniert.** Viele Gewohnheiten sind so festgefahren, dass es ziemlich anstrengend wird, sie zu ändern. In diesem Fall hilft es, immer ambitioniert und diszipliniert zu bleiben, dabei ans Ziel

zu denken und durchzuhalten. Wichtig aber auch hierbei (siehe Tipp Nummer 1): Überfordern Sie sich nicht. Disziplin ja, Zusammenbruch nein, denn damit wäre niemandem geholfen, am wenigsten Ihnen selbst.

Selbstreflexion (Svadhyaya)

Abschließen möchte ich die fünfte Säule des Yogan-Themenbereichs »Ethik« mit dem Aspekt der Selbstreflexion oder des Selbststudiums, der auch eines der Niyamas ist. Als Yogi werden Sie oft die Gelegenheit haben, sich mit sich selbst, Ihren Gedanken, Empfindungen, Emotionen, aber auch mit Ihren Handlungen auseinanderzusetzen. Asanas, Pranayamas, Meditation und Tiefenentspannung bieten ein unendlich großes Feld und laden geradezu dazu ein, sich seiner selbst bewusst zu werden. Ganz gleich, ob Sie sich aktiv-bewusst oder eher unbewusst und subtil mit sich selbst auseinandersetzen, das Nachinnengehen, das Sie während Ihrer Yogaübungen praktizieren, leitet Sie nahezu automatisch in den Zustand der Selbstreflexion beziehungsweise des Selbststudiums. Und genau dieser bringt uns in unserer persönlichen Entwicklung, aber auch in der Entwicklung unserer Gesellschaft am ehesten weiter.

Nur durch das Selbststudium, das uns beispielsweise unsere Handlungsmuster deutlich macht, können wir bewusste Entscheidungen treffen und uns entweder für ein weiteres Ausführen oder Ändern dieser Handlungen und Handlungsmuster entscheiden. Damit gelangen wir auch an den Punkt, an dem wir die von der Kultur und vorangegangenen Generationen etablierten Wertvorstellungen und Handlungsmuster hinterfragen, sie mit unserem Verstand neu bewerten, eventuell an die aktuelle Situation anpassen und infolgedessen unsere Wertvorstellungen modifizieren.

Ich behaupte zum Beispiel, dass die ausbeuterische Haltung Tieren in engster Gefangenschaft gegenüber nicht mit den Wertvorstellungen unserer Kultur vereinbar ist. Selektiv betrachtet, mag sich unsere Kultur in den letzten hundert Jahren quantensprunghaft nach vorn entwickelt haben, schaut man jedoch genauer hin, hat sie sich in Bezug auf Mitgeschöpfe, die schwächer sind als wir, ethisch-moralisch verschlechtert. Vergleichbar rücksichtslos gehen wir mit den uns zur Verfügung stehenden Ressourcen um und sind dabei, nachkommenden Generationen einen kahlgefressenen Planeten zu hinterlassen.

Yogan kann hier ein Weg sein, mit diesen Herausforderungen umzugehen und dabei ein erfülltes und glückliches Leben zu führen. Durch regelmäßiges und intensives Hinterfragen Ihrer Gedanken und Handlungen werden Sie immer wieder zu neuen Erkenntnissen gelangen und können sie in Ihr Leben einfließen lassen: »Tut mir das gut?«, »Schadet es jemandem?« oder »Entspricht es meiner persönlichen Ethik?« sind nur einige von solchen Fragen, die Sie sich selbst in regelmäßigen Abständen stellen können.

Gesunde Ernährung – Nahrung für Körper, Geist und Seele

Die sechste Säule von Yogan ist die Ernährung. Und wenn man so will, ist sie auch die wichtigste für uns; denn ohne eine adäquate Nährstoffzufuhr kann unser Körper nicht existieren. Mehr noch: Wie wir zu Beginn des vorherigen Kapitels, in dem es um die Ethik im Yogan ging, schon angedeutet haben, spielt unsere Ernährung eine bedeutendere Rolle im Hinblick auf unsere Umwelt und unsere Mitgeschöpfe, als die meisten von uns annehmen.

Doch wie genau sollte eine wesensgerechte und vor allem gesunde, zeitgemäße und auch nachhaltige Ernährung heute aussehen? Und wie können wir diese Aspekte der Ernährung mit der Ethik des Yoga(n) vereinbaren? Diese Fragen möchte ich in dem nun folgenden Kapitel erörtern. Dabei beginnen wir ganz vorn, werfen einen kurzen Blick in die entwicklungsgeschichtliche Vergangenheit des Menschen und arbeiten uns fix in die heutige Zeit und die aktuellen Gegebenheiten vor.

Art- und wesensgerechte Ernährung des Menschen

Eine artgerechte Ernährung kann man durch zwei Parameter bestimmen. Zum einen betrachtet man die Ernährungsweise der genetisch nächsten Verwandten – bei uns wären das die Primaten beziehungsweise Menschenaffen –, und zum anderen schaut man sich die anatomisch-physiologischen Merkmale an.

Was an dieser Stelle schon einmal erwähnt sein sollte, ist, dass der Mensch im Laufe der Evolution durchweg eine hohe Anpassungsfähigkeit an seine Umweltbedingungen gezeigt hat. Das können wir ganz einfach schon daran sehen, dass es auch heutzutage Naturvölker gibt, die so gut wie ausschließlich Pflanzen(produkte) verzehren, sowie andere, die sich fast nur von Tierischem ernähren.

Evolution und genetische Verwandtschaft

Erste deutlichere Hinweise auf unsere urzeitliche Ernährung lieferten uns Funde der Knochen von Menschenaffen der Gattung Australopithecus. Diese lebten vor etwa 4,5 bis 2,5 Millionen Jahren in Afrika. Anhand der Gebissmorphologie und Zahnstruktur fand man heraus, dass sie sich hauptsächlich von harter Pflanzenkost (zum Beispiel Wurzeln) ernährten. Man vermutet, dass ein geringer Teil ihrer Nahrung aus tierischer Kost wie Insekten bestand.

Betrachtet man sich die Ernährungsweise der heutigen Menschenaffen wie den Orang-Utans, Gorillas oder

Schimpansen, stellt man Ähnlichkeiten fest. Als Haupt-
nährstoffquelle dienen ihnen reife Früchte, Blätter und
Pflanzenmark. Hinzu kommt ein Anteil von tierischen
Nährstoffen von bis zu 10 Prozent.

Vor zwei Millionen Jahren trat dann die Gattung Mensch
in Erscheinung, der es durch die Anfertigung von Werk-
zeugen möglich wurde, den Anteil an Tierischem in der
Nahrung zu erhöhen. In dieser Zeit wuchs vor allem das
Gehirn durch den Verzehr von Knochenmark und Hirn
der erlegten Tiere und den darin enthaltenen mehrfach
ungesättigten Fettsäuren stark an. Das verschaffte ihnen
einen großen Vorteil gegenüber den Raubtieren, die an
diese Bestandteile ihrer Beute durch das Fehlen von geeig-
netem Werkzeug nicht herankamen.

Anatomische und physiologische Merkmale

Aus unseren anatomischen und physiologischen Merk-
malen kann man ebenfalls unschwer erkennen, dass eine
pflanzliche Kost im Laufe der Evolution weitestgehend an
erster Stelle stand. Einige Merkmale seien an dieser Stelle
genannt:

- Magen, Dünn- und Dickdarm weisen Proportionen sowie Größen auf, die zwar auf gemischte, aber überwiegend pflanzliche Kost hindeuten.
- Im Dickdarm befinden sich sogenannte Tänien und
  Haustren, die zeitweise Gärkammern zum Abbau un-
  verdaulicher Nahrungsbestandteile bilden können,
  wie sie in Pflanzen vorkommen. Tänien sind Verstär-
  kungen an der Längsmuskelschicht des Dickdarms

und Merkmale von Pflanzen- und Allesfressern (Herbi- und Omnivoren), die hauptsächlich pflanzliche Kost verzehren. Haustren sind die Ausbuchtungen, die zwischen den durch die Kontraktionen der Ringmuskulatur entstehenden Einschnürungen hervortreten.

- Vitamin C muss bei uns von außen zugeführt werden. Reine Fleischfresser (Karnivoren) können Vitamin C selbst herstellen.
- Der Mensch hat Mahlzähne und einen relativ dicken Zahnschmelz, was auf ein Zermahlen der pflanzlichen Kost hinweist.
- Im Speichel befinden sich stärkeabbauende Enzyme (Speichel-Amylase), die ebenfalls nur bei Herbivoren vorkommen.
- Menschen besitzen keine Urikase wie Karnivoren: ein Enzym, das Harnsäure abbauen kann. Harnsäure entsteht beim Abbau von Purinen, deren Konzentrationen vor allem in tierischen Nahrungsmitteln hoch sind. Zwar kann unser Körper eine kleine Menge an Harnsäure über die Nieren ausscheiden, doch ist diese Menge zum einen stark limitiert, und zum anderen fallen täglich, auch ohne unser aktives Zutun, durch den natürlichen Zelltod Purine beziehungsweise Harnsäure in unserem Körper an. Ein Zuviel an Harnsäure führt zu deren Auskristallisierung und infolgedessen zu Gicht.

Aus ernährungsphysiologischer Sicht sei also zusammengefasst, dass wir sowohl pflanzliche als auch tierische Kost aufnehmen und verstoffwechseln können. Wir sind somit aus ernährungswissenschaftlicher Sichtweise den Omnivoren am Rande der Herbivoren zuzuordnen. Dies ist uns im Laufe der Evolution mehrmals zugutegekommen, denn bei pflanzlicher Nahrungsknappheit hatten wir so immer die Möglichkeit auf ein Überleben durch tierische Nahrungsmittel.

Wesensgerechte Ernährung heute

Wir halten also fest, dass sowohl pflanzliche als auch tierische Kost von uns verdaut werden kann. Doch was wir essen können, ist nicht immer das, was wir auch essen wollen oder gar müssen.

Eine artgerechte Ernährung muss sich nicht zwangsläufig mit einer wesensgemäßen Ernährung decken. Wir kommen als sehr soziale und mitfühlende Individuen auf die Welt und könnten vermutlich keinem Tier etwas zuleide tun, wenn wir die Möglichkeit haben, uns von pflanzlicher Kost zu ernähren. Dass wir im Verlauf unseres Lebens einige Tiere wie Kuh, Schwein oder Schaf als »Nutztiere« klassifizieren, andere wie Hund, Katze oder Maus hingegen als »Haustiere«, liegt in unserer regionalen Essenskultur, Tradition, Gesellschaft und Erziehung begründet und variiert demgemäß lokal. Wenn Sie beispielsweise einen Blick nach Asien werfen, stellen Sie fest, dass die bei uns zu den Haustieren zählenden und für den Speiseplan tabuisierten Geschöpfe dort durchaus als Delikatesse gelten können.

Wir haben heute – anders als in der Steinzeit – infolge des äußeren Fortschritts durch Globalisierung und Technologisierung die Möglichkeit, sämtliche Nährstoffe über pflanzliche Lebensmittel zu bekommen und aufzunehmen und damit unserem sozialen und mitfühlenden Wesen gerecht zu werden. Nahrungsmittelknappheit gibt es bei aller globalen Verteilungsungerechtigkeit in unseren Breiten derzeit nicht, eher ist das krasse Gegenteil der Fall.

Wie wir schon gesagt haben, lehrt Yoga uns, über unsere Gewohnheiten und Traditionen nachzudenken, unser Verhalten zu reflektieren und dieses immer wieder an die äußeren Gegebenheiten und inneren Bedürfnisse anzupassen. Yoga lehrt uns weiterhin, nur das zu nehmen, was wir benötigen, und anderen Wesen – gleich ob Mensch oder Tier – und uns selbst nicht zu schaden und kein Leid zuzufügen.

Unsere Kultur entwickelt sich fort. Manches, was früher üblich war, gilt heute als überwunden. Und zu den überkommenen Relikten sollte bald auch die Respektlosigkeit gegenüber der Würde des Tieres gehören. In unserer Zeit ist es nicht notwendig, unsere Mitgeschöpfe industriell zu züchten und sie dann zu töten, um unser aller Überleben zu sichern. Im Gegenteil, die Expansion der Massentierhaltung beschneidet andere Menschen auf der Welt bei der adäquaten und erschwinglichen Nahrungsbeschaffung. Das Töten und der Verzehr von Tieren ist unethisch und mit den Werten der modernen Kultur und Zivilisation nicht vereinbar.

Wenn wir uns wirklich weiterentwickeln und allgegenwärtigen Frieden erreichen wollen, dann wird das nur realisierbar sein, wenn wir damit aufhören, schwächere Lebewesen für unseren nicht notwendigen Genuss auszubeuten und zu töten. Mehr noch: Wir sollten uns als verantwortungsvolle Hüter des Planeten sehen – nicht als Despoten, die die Macht haben, über alles und jeden nach Willkür zu verfügen.

Durch ein Leben nach den Prinzipien des Yogan können

wir unsere Egozentriertheit nach und nach durch ein Gefühl und Bewusstsein der Verbundenheit mit allem ersetzen. Wir können die Augen offenhalten und uns stets bewusst machen, welche Auswirkungen jede einzelne unserer Handlungen auf andere hat, und unsere Ernährungsweise daran ausrichten.

Grundsätze einer gesunden, zeitgemäßen und nachhaltigen Ernährung

Wie sollte eine für alle gesunde Ernährung heute also aussehen? Neben physiologischen und den anderen bereits angesprochenen Aspekten der Ernährung steht natürlich der Genuss im Vordergrund. Gerichte, die nicht schmecken, können zwar vorübergehend als Diät genutzt werden – und selbst das würde ich Ihnen nicht empfehlen –, taugen aber nichts für eine langfristige Ernährungsweise. Genussvolle Speisen stehen aber keineswegs im Widerspruch zu gesunden Zutaten. Ganz im Gegenteil eröffnen einem gerade zu Beginn der Umstellung auf eine vollwertige pflanzliche Ernährung die kulinarischen Neuentdeckungen eine spannende Reise durch das Land zuvor vielfach unbekannter Lebensmittel.

Neben der schmackhaften Zubereitung sollten wir uns Zeit zum Essen nehmen, denn achtsames Essen, Freude bei den Mahlzeiten, positives Denken und Lebensgenuss üben eine gesundheitsfördernde Wirkung auf unseren Geist und unseren Körper aus.

Zusammen mit gesundheitlichen, ökologischen, ökonomischen sowie sozialen Aspekten, die bei der Auswahl eine große Rolle spielen, gestalten wir unsere Ernährung auf diese Weise ganzheitlich und nach den ethischen Empfehlungen der Yoga- beziehungsweise der Yogan-Philosophie. Sicherlich lassen sich nicht jederzeit alle diese Aspekte in optimaler Weise realisieren, aber wenn wir dies anstreben, gelingt es uns immer besser, und damit haben wir bereits sehr viel gewonnen.

Sie werden hier bewusst keine starren Ernährungspläne bekommen. Jeder Mensch ist etwas anders konstituiert, und so hat auch jeder unterschiedliche Bedürfnisse zu unterschiedlichen Zeiten. Ich empfehle mit meinen Beispielen grundsätzlich den Weg zurück zum natürlichen und achtsamen Genuss von Lebensmitteln pflanzlicher Herkunft, der mittelfristig dafür sorgen wird, dass Sie intuitiv wissen, was Sie zu bestimmten Zeiten als Nahrung benötigen.

Wählen Sie pflanzliche Lebensmittel

Pflanzliche Lebensmittel haben gegenüber tierischen Lebensmitteln viele gesundheitliche Vorteile: Sie enthalten in der Regel weniger gesättigte Fettsäuren, kein Cholesterin, haben eine hohe Nährstoff- bei gleichzeitig geringer Energiedichte und gesundheitsfördernde Ballast- sowie sekundäre Pflanzenstoffe.

Ballaststoffe sind unverdauliche Substanzen überwiegend in pflanzlicher Nahrung, die der Verdauung förderlich und somit wichtiger Bestandteil der Ernährung sind. Sekundäre Pflanzenstoffe sind von der Pflanze hergestellte bioaktive Substanzen, die weder für den Energie- noch für den aufbauenden und abbauenden Stoffwechsel benötigt werden wie die primären Pflanzenstoffe, jedoch wichtige Aufgaben wie den Schutz vor intensiver UV-Strahlung übernehmen. Hierzu zählt beispielsweise die Stoffklasse der Carotinoide, von denen rund fünfzig (das bekannteste ist das Beta-Carotin) in das in unserem Körper wirksame Retinol umgewandelt werden, das Bestandteil unseres Sehpigments ist und somit eine wichtige Funktion unserer Sinne erfüllt.

Das Risiko, an ernährungsassoziierten Erkrankungen zu leiden, ist bei Veganern um einiges geringer als bei Mischköstlern. So ist beispielsweise die Zahl der koronaren Herzerkrankungen, Krankheiten des Verdauungstrakts, Erkrankungen an Gicht, Diabetes, aber auch Krebs bei Veganern tendenziell vermindert.

Aus ökologischer Sicht kann durch eine vegane Ernährung einerseits ein Großteil der Treibhausgasemissionen vermindert werden, die im Zuge der Verdauung bei der Massentierhaltung entstehen. Gülle und Mist, die zur Schädigung der Böden beitragen, würden gar nicht erst produziert werden, und die ökologische Landwirtschaft würde wieder die Oberhand gewinnen, da vorhandene Ackerflächen nicht mehr intensiv bewirtschaftet werden müssten.

Pflanzliche Lebensmittel führen wie gesagt außerdem zu einer Entlastung der Armutssituation in Entwicklungsländern, da Anbauflächen nicht mehr für die Produktion von Futtermitteln, sondern Lebensmitteln der einheimischen Bevölkerung genutzt werden könnten.

Aus ethischer Sicht sollte man sich mit pflanzlichen Lebensmitteln statt mit tierischen ernähren. Vor allem die heutige Intensiv- und Massentierhaltung führt nicht nur bei Tieren, sondern auch bei unseren Mitmenschen und unseren Nachkommen zu Leiden und bei Umwelt und Klima zu beträchtlichen Schäden, wie wir bereits in den vorangegangenen Kapiteln gesehen haben.

Bevorzugen Sie gering verarbeitete Lebensmittel

Die meisten Verfahren der Lebensmittelverarbeitung führen zu einer geringeren Nährstoffdichte bei gleichzeitig erhöhter Energiedichte. Wertvolle Inhaltsstoffe werden vermindert oder gar zerstört. Beispielsweise wird die Anzahl der Vitamine durch Erhitzen reduziert, oder es werden essenzielle Nährstoffe bei der Erzeugung von Auszugsmehlen voneinander getrennt respektive eliminiert. Gesundheitsfördernde Substanzen wie Ballaststoffe oder sekundäre Pflanzenstoffe können ebenfalls in einigen Verarbeitungsprozessen vermindert oder vom Endprodukt getrennt werden. In der Regel erzielen wenige Verarbeitungsprozesse einen ernährungsphysiologischen Vorteil.

Der Energieverbrauch ist bei unverarbeiteter Kost deutlich geringer. So liegt der Verbrauch bei frischem gegenüber Tiefkühlgemüse in etwa zehnmal niedriger. Auch stärker verarbeitete Produkte liegen im Energieverbrauch deutlich höher als frische. Ziehen Sie frische Kost gegenüber der Tiefkühlkost vor. Bei längerer Lagerzeit ist hier allerdings mit Vitaminverlusten zu rechnen, wobei Sie sich bei einer vollwertigen veganen Ernährung in der Regel keine Sorgen um eine ausreichende Versorgung mit lebenswichtigen Stoffen machen müssen.

Probieren Sie, den Anteil an Rohkost oder unverarbeiteten Produkten in Ihrer Ernährung zu erhöhen. Ein bis zwei Drittel Rohkost sind optimal. Bleiben Sie dabei aber achtsam und hören Sie auf Ihren Körper. Wenn Ihnen Rohkost weniger gut bekommt, versuchen Sie nicht zwanghaft, den Anteil auszuweiten.

Essen Sie viel Salat und probieren Sie Kombinationen mit Gemüse und Obst aus. Stellen Sie sich ein leckeres Müsli mit Früchten, Nüssen und gekeimten oder geschroteten Samen zum Frühstück zusammen. Vermeiden Sie Nahrungsmittelzusatzstoffe weitgehend. Ausnahmen sind allerdings das lebensnotwendige Vitamin B_{12} sowie eventuell Vitamin D oder andere Ergänzungen, die vor allem auch bei Erkrankungen nötig sein könnten.

Vitamin B_{12} wird von Mikroorganismen hergestellt und kommt in pflanzlichen Lebensmitteln nicht vor. Fermentierte Lebensmittel enthalten in der Regel Vitamin B_{12}, doch ist die Menge unzureichend. Daher ist eine Supplementierung empfehlenswert. Es werden häufig Algen oder Weizengras als Vitamin-B_{12}-Quelle genannt. Hier handelt es sich aber nach aktuellem ernährungswissenschaftlichem Stand um ein inaktives Vitamin-B_{12}-Analogon. Weitere Forschungen dazu sind im Gange. Einen ausführlichen Artikel zu diesem Thema finden Sie auf meiner Webseite.

Vitamin D wird im Körper hergestellt, doch für diesen Prozess wird UVB-Strahlung benötigt. Im Winter leiden sehr viele Menschen in unseren Breiten an Vitamin-D-Mangel, deswegen kann auch hier eine Nahrungsergänzung zu empfehlen sein.

Verwenden Sie ökologisch erzeugte Lebensmittel

Die heutige konventionelle Landwirtschaft führt in vielerlei Hinsicht zu Belastungen und Schäden in der Natur (Boden, Wasser, Luft) und somit letztlich zu Schäden im gesamten Ökosystem. Die Stickstoffbelastung von Böden, Phosphatüberversorgung, die Belastung der Gewässer mit Pestiziden und ein hoher Beitrag zum Treibhauseffekt sind nur einige wenige Auswirkungen der konventionellen Landwirtschaft.

Zu den Grundsätzen und Zielen des Ökolandbaus zählen die Erhaltung und Förderung der Bodenfruchtbarkeit, die Pflege und Erhaltung der Kulturlandschaft und der Anbau einer vielseitigen Fruchtfolge. Im Ökolandbau sind außerdem chemisch-synthetische Pestizide, mineralische Stickstoffdünger oder Tierarzneimittel als Futterzusatzstoffe sowie der Einsatz von Gentechnik gesetzlich verboten.

Der ökologische Landbau weist eine deutlich geringere Umweltbelastung gegenüber der konventionellen Landwirtschaft auf. So wird weniger Energie verbraucht, es werden geringere Treibhausgasemissionen verursacht, die Bodenqualität ist besser, es besteht eine größere Artenvielfalt, und die Schadstoffbelastung des Oberflächen- und Grundwassers ist weniger hoch.

Achten Sie beim Kauf auf eines der vielen Bio- und Ökosiegel. Diese finden Sie auf der Seite des Bundes für ökologische Lebensmittelwirtschaft (www.boelw.de) im Bereich »Mitglieder« oder auf meiner Webseite aufgelistet.

Kaufen Sie regional und saisonal produzierte Lebensmittel

Leider finden gerade durch die konventionelle Landwirtschaft immer mehr Konzentrationen und Spezialisierungen statt, die in den letzten Jahren zu einer Verdopplung des Transportaufkommens geführt haben. Hinzu kommt, dass der zurückgelegte Weg pro Lebensmittel ebenfalls angestiegen ist. So reisen manche Zwiebeln beispielsweise um die halbe Welt, um bei uns im Supermarktregal zu landen. Dass dies unter anderem eine gewaltige Emission von Treibhausgasen zur Folge hat, braucht man nicht zu betonen. Regional und saisonal erzeugte Lebensmittel sind allerdings nicht nur besser für die Umwelt, sondern unterstützen auch die Erzeuger in Ihrer Nähe.

Wenn Sie die Wahl zwischen einem fernab und einem in der Region erzeugten Lebensmittel haben, greifen Sie zu Letzterem. Viele Bioläden und Bauernhöfe bieten sogenannte Obst-Gemüse-Abos an. Das sind Kisten, die Sie sich in einem bestimmten Zeitintervall regelmäßig liefern lassen oder abholen und die Sie nach Wunsch mit regional und saisonal angebauten Lebensmitteln füllen lassen können. Wenn Sie mit Ihrem Lieferanten ausmachen, dass er bei jeder Lieferung unterschiedliche Lebensmittel hineingeben soll, können Sie sich jedes Mal überraschen und bei der Zubereitung Ihrer Mahlzeiten der Kreativität freien Lauf lassen.

Wählen Sie fair gehandelte Produkte

Dies betrifft in der Regel nur exotische Früchte, Kaffee, Tee und Kakao. Zwar stellt Kinderarbeit eine Menschenrechtsverletzung dar, jedoch schätzt die Internationale Arbeitsorganisation die Anzahl der Kinder unter 14 Jahren, die ganztags beschäftigt sind, weltweit auf 250 Millionen. In den Kakao- und Kaffeeplantagen entlang der Elfenbeinküste in Afrika wird davon ausgegangen, dass rund 15 000 Kinder zwischen neun und zwölf Jahren als Sklaven arbeiten.

Achten Sie beim Kauf auf das Fairtrade-Siegel oder ein Äquivalent. Wichtige Akteure des fairen Handels in Deutschland sind Fairtrade Deutschland, Weltladen Dachverband, GEPA – Gesellschaft zur Förderung der Partnerschaft mit der Dritten Welt, El Puente, Dritte Welt Partner, BanaFair, Rapunzel Naturkost, Naturland Fair, Fairglobe und Aldi One World.

Die sechs Lebensmittelgruppen

Nachdem ich die Grundlagen einer wesensgerechten sowie gesunden, zeitgemäßen und nachhaltigen Ernährung kurz vorgestellt habe, werde ich Ihnen in diesem Kapitel die sechs Lebensmittelgruppen nennen, die diesen Grundlagen und Kriterien weitestgehend entsprechen. Dabei lernen Sie von jeder dieser Gruppen einen theoretischen Hintergrund kennen, bekommen einige nützliche Tipps und Beispiele von Lebensmitteln, die dieser Gruppe entsprechen. Die Reihenfolge der einzelnen Gruppen kann in etwa der Gewichtung entsprechen, mit der Sie Ihre Ernährung gestalten. Das heißt, Obst, Gemüse und Salat sollten Sie in der Regel am meisten essen, Süßungsmittel hingegen so wenig wie möglich.

Übrigens kämen zu einer Mischkost lediglich die Gruppen »Fleisch, Fisch und Eier« sowie »Milch- und Milcherzeugnisse« hinzu. Falls Sie also jemand einmal fragen sollte, was Sie »als Veganer denn überhaupt noch essen« könnten, dürfen Sie ihn auf die nachfolgend beschriebenen Lebensmittel verweisen und dabei erwähnen, dass sich Ihre und seine Ernährung unter dem Gesichtspunkt des Abwechslungsreichtums eigentlich nur relativ geringfügig unterscheiden. Apropos »können«: Sie können als Veganer alles essen. Sie wollen es (vielleicht) nur nicht …

Obst, Gemüse und Salat

Obst, Gemüse und Salat weisen in frischem Zustand wie gesagt eine sehr hohe Dichte an essenziellen Nährstoffen sowie gesundheitsfördernden Ballast- und sekundären Pflanzenstoffen auf. Hinzu kommen hohe Anteile an Vitaminen und Mineralstoffen.

Ein regelmäßig überwiegender Verzehr von Obst, Gemüse und Salat verringert nachweislich das Risiko für Herz-Kreislauf-Erkrankungen, Krebs und Übergewicht.

Essen Sie Obst und Gemüse so oft und so abwechslungsreich, wie Sie möchten. Eine wunderbare Alternative zu herkömmlichem Salat stellen sogenannte grüne Smoothies dar, die zurzeit Hochkonjunktur haben. Hier können Sie Ihrer Kreativität freien Lauf lassen und sich Geschmacksexplosionen der ganz besonderen Art zusammenmixen. Der Vorteil der Smoothies ist, dass die zahlreichen Nährstoffe für die Resorption fast frei zugänglich sind. Der Nachteil ist allerdings, dass das Kauen oft vergessen wird, das unter anderem die Funktion hat, die Nahrung einzuspeicheln und mit Verdauungsenzymen in Kontakt zu bringen, um bereits den ersten Verdauungsvorgang im Mund zu starten.

Hier einige Anregungen für diese Lebensmittelgruppe für die Zusammenstellung nach Geschmack und Gelegenheit:

- Blattgemüse: Chicorée, Endivie, Löwenzahn, Mangold, Rucola.
- Fruchtgemüse: Aubergine, Kürbis, Paprika, Tomate, Zucchini.
- Kohlgemüse: Blumenkohl, Brokkoli, Grünkohl, Rotkohl, Weißkohl.
- Wurzelgemüse: Karotte, Pastinake, Radieschen, Sellerie, Topinambur.
- Beerenobst: Blaubeere, Brombeere, Erdbeere, Johannisbeere, Stachelbeere.
- Kernobst: Apfel, Birne, Hagebutte, Quitte, Speierling.
- Steinobst: Aprikose, Kirsche, Nektarine, Pfirsich, Pflaume.
- Südfrüchte und Exoten: Acelora, Ananas, Banane, Dattel, Feige, Grapefruit, Guave, Mandarine, Papaya, Zitrone.

Getreide und Kartoffeln

Getreide und Kartoffeln können Ihnen fast alle essenziellen Nährstoffe liefern. In ihnen enthalten sind Kohlenhydrate, Proteine und Fette, dazu zahlreiche gesundheitsfördernde Inhaltsstoffe wie bioaktive Substanzen (sekundäre Pflanzenstoffe) und Ballaststoffe. Auch Vitamine und Mineralstoffe wie Magnesium, Kalium oder Eisen finden Sie in Kartoffeln und Getreide. Dabei sollten Sie darauf achten, dass Sie weitestgehend Vollkornprodukte verwenden. Bei ausgemahlenen Produkten oder geschältem Korn fehlen sehr häufig wertvolle Inhaltsstoffe, da sich viele davon meistens in den Randregionen befinden.

Zahlreiche Studien belegen, dass ein hoher Verzehr von Vollkornprodukten vor Herz-Kreislauf-Erkrankungen, Krebs und Diabetes schützen kann.

Viele Getreidesorten und Kartoffeln werden in Deutschland angebaut. Da können Sie leichter darauf achten, dass Sie Ware aus der Region wählen.

Hier einige Anregungen für diese Lebensmittelgruppe zur Zusammenstellung nach Geschmack und Gelegenheit: Amaranth, Buchweizen, Dinkel, Gerste, Hafer, Hirse, Kartoffel, Khorasan, Weizen, Mais, Quinoa, Reis, Roggen.

Hülsenfrüchte

Hülsenfrüchte stellen eine optimale Proteinquelle dar. Ihr Eiweißanteil variiert zwischen 25 und 40 Prozent. Sie liefern zudem – mit einigen Ausnahmen – komplexe Kohlenhydrate und wenig Fett, weisen hohe Anteile an gesundheitsfördernden Ballaststoffen, Vitaminen und Mineralstoffen auf und sind daher besonders wertvolle Lebensmittel.

Auch hier belegen zahlreiche Studien, dass ein hoher Verzehr dieser Lebensmittel vor koronaren Herzerkrankungen, Krebs, Osteoporose und Übergewicht schützen kann.

Hülsenfrüchte müssen vor dem Verzehr gekocht werden, um antinutritive Faktoren unschädlich zu machen (das sind Stoffe, die die optimale Verwertung eines Nahrungsmittels beeinträchtigen). Außerdem leiden einige Menschen, besonders aus dem Mittelmeerraum, an Favismus (Bohnenunverträglichkeit). Dies muss ärztlich abgeklärt werden. Eine wertvolle Proteinquelle für Sportler kann Hanfprotein sein, das Sie im Bioladen bekommen oder online bestellen können.

Hier einige Anregungen für diese Lebensmittelgruppe zur Zusammenstellung nach Geschmack und Gelegenheit: Azukibohne, Belugalinse, Erdnuss, Gartenbohne, grüne Erbse, Kichererbse, Kidneybohne, Lupine, Markerbse, Mungbohne, rote Linse, schwarze Bohne, Sojabohne, Stangenbohne, weiße Bohne, Zuckererbse.

Nüsse, Ölsaaten, Ölfrüchte und Speiseöle

Nüsse und Ölsamen stellen eine ideale Quelle für essenzielle, also lebensnotwendige ungesättigte und mehrfach ungesättigte Fettsäuren dar. Daneben liefern Nüsse hochwertiges Protein, einige B-Vitamine, Vitamin E und verschiedene Mineralstoffe.

Der regelmäßige Verzehr von Nüssen wirkt sich positiv

auf die Prävention von Herz-Kreislauf-Erkrankungen aus.

Alpha-Linolensäure ist essenziell für unseren Körper und zu einem hohen Anteil in Leinöl enthalten. Leinöl lässt sich prima zu einem Salatdressing verarbeiten. Achten Sie darauf, dass Sie das Öl nach dem Öffnen im Kühlschrank aufbewahren, um einer vorzeitigen Oxidation der Fettsäuren entgegenzuwirken.

Seien sie tendenziell eher sparsam mit Ölen, denn die meisten Lebensmittel enthalten von Natur aus schon Fette. Achten Sie beim Kauf Ihrer Speiseöle darauf, dass diese kalt gepresst und nicht weiterverarbeitet wurden. Durch Erhitzen können Öle schnell oxidieren.

Achten Sie bei der Auswahl Ihrer Bratöle auf sogenannte High-Oleic-Öle. Diese Öle kommen aus speziellen Distel-, Raps- oder Sonnenblumensorten und enthalten viel Ölsäure. Diese ist hitzestabiler als andere Fettsäuren.

Hier einige Anregungen für diese Lebensmittelgruppe zur Zusammenstellung nach Geschmack und Gelegenheit: Blaumohn, Cashewnuss, Erdnuss, Hanf, Haselnuss, Kokosnuss, Kürbis, Lein, Chia, Macadamianuss, Mandel, Olive, Paranuss, Pistazie, Raps, Sesam, Soja, Sonnenblume, Walnuss.

Kräuter und Gewürze

Kräuter und Gewürze bringen Geschmack an unser Essen und liefern zudem wertvolle sekundäre Pflanzenstoffe, die sich positiv auf den Magen-Darm-Trakt und das Herz-Kreislauf-System auswirken.

Verwenden Sie möglichst Kräuter und Gewürze aus biologischem Anbau. Deutschland zählt zu einem der Jodmangelgebiete. Verwenden Sie daher jodiertes Meer- oder Speisesalz, sofern sich keine anderen mit Jod angereicherten Lebensmittel in Ihrem Speiseplan befinden. Verwenden Sie Salz eher sparsam. Vor allem dann, wenn Sie zu Bluthochdruck tendieren. Ist Ihr Blutdruck eher niedrig und haben Sie ein regelrechtes Salzverlangen, geben Sie dem in angemessener Weise nach. Das Salz wird benötigt, um Ihren zu niedrigen Blutdruck zu normalisieren.

Hier einige Anregungen für diese Lebensmittelgruppe zur Zusammenstellung nach Geschmack und Gelegenheit: Ajowan, Anis, Asa foetida, Bärlauch, Basilikum, Beifuß, Bockshornklee, Brunnenkresse, Cayennepfeffer, Chili, Curry, Dill, Estragon, Fenchel, Garam Masala, Gewürznelke, Gomasio, Ingwer, Kakao, Kala Namak, Kardamom, Kerbel, Koriander, Kresse, Kumin, Kümmel, Lavendel, Lorbeer, Mandel, Minze, Muskat, Oregano, Petersilie, Pfeffer, Pfefferminze, Rosmarin, Safran, Salz, Sambal Oelek, Schafgarbe, Schnittlauch, Spitzwegerich, Süßholz, Thymian, Vanille, Wacholder, Wasabi, Zimt, Zitronengras, Zitronenmelisse, Zitronenschale.

Süßungsmittel

Auf industriell hergestellte Süßungsmittel (konzentrierte sogenannte »Extrakte«) sollten Sie am besten ganz verzichten. Eine gute Alternative hierzu sind frische Früchte oder auch ungeschwefeltes Trockenobst. Früchte enthalten von Natur aus Süße. Verwenden Sie in Smoothies oder selbstgemachten Pflanzendrinks zum Süßen beispielsweise getrocknete und entsteinte Datteln. Unser

Körper und sein Geschmackssinn sind glücklicherweise anpassungsfähig. Wenn Sie eine Weile auf Süßungsmittel verzichten, wird sich Ihr Geschmacksempfinden daran gewöhnen, und Sie werden bald nichts Diesbezügliches mehr missen. Dies gilt im Übrigen auch für Salz oder andere Substanzen, von denen Sie gern weniger essen möchten, auf die Sie geschmacklich aber ungern verzichten würden.

Außerdem ist auch der gern als gesund propagierte Agavendicksaft nicht das Gelbe vom Ei, denn er besteht aus Fruktose (»Fruchtzucker«) sowie Glukose (»Traubenzucker«), wobei der Fruktoseanteil deutlich überwiegt und extrem hoch konzentriert ist. Solch unnatürlich hohe Fruktosekonzentrationen führen durch einen bestimmten Umwandlungsprozess im Körper zu einer »Plünderung« des sogenannten ATP – des universellen Energieträgers in unseren Zellen – und infolge von dessen Abbau über den Purinstoffwechsel zu einem Anstieg an Harnsäure. Wie gesagt ist der Harnsäureabbau bei uns Menschen aufgrund des fehlenden Enzyms Urikase nicht möglich und die Ausscheidung an Harnsäure stark limitiert.

Hier einige Anregungen für diese Lebensmittelgruppe zur Zusammenstellung nach Geschmack und Gelegenheit: Aprikose, Banane, Dattel, Feige, Pflaume, Rosine.

yogan

leben –
Die praktische
Umsetzung

Ihre tägliche Yogapraxis

Nachdem Sie sich nun mit den sechs Säulen sowie den wesentlichen Grundlagen von Yogan vertraut gemacht haben, sollten Sie bestens gerüstet sein, durchzustarten und ein neues Lebensgefühl kennenzulernen. Um Ihnen den Einstieg ein wenig zu vereinfachen, möchte ich Ihnen im Folgenden noch einige praktische Tipps für die Umsetzung geben.

Sie werden merken, was Sie brauchen

Ob Sie Yoga gleich nach dem Aufstehen oder erst nach getaner Arbeit praktizieren, bleibt ganz Ihnen überlassen. Was Sie von den Vorschlägen aus diesem Buch wann in Ihr Leben integrieren, ist ebenfalls Ihre individuelle Entscheidung. Doch wie nun die zahlreichen Tipps und Übungsanweisungen im Buch umsetzen?

Ganz einfach: Schließen Sie die Augen und spüren Sie in sich hinein. Fragen Sie sich, wonach Ihnen gerade ist. Möchten Sie Ihren Körper nach dem langen Sitzen während des Lesens etwas bewegen? Dann üben Sie Asanas. Haben Sie das Gefühl, Sie atmen heute den ganzen Tag schon ziemlich flach und müssten Ihre Lunge mal mit etwas frischem Sauerstoff versorgen? Üben Sie Pranayamas. Haben Sie einen anstrengenden Tag hinter sich, und brauchen Sie ein wenig Entspannung? Machen Sie eine

Tiefenentspannung. Möchten Sie den morgigen Tag mal etwas zentrierter beginnen? Starten Sie mit einer Meditation in den kommenden Morgen.

Gestalten Sie sich den Einstieg in die Yogapraxis so sanft, wie Sie möchten. Wenn Sie einige der Übungen ausprobiert haben und wissen, wie gut sie Ihnen tun, dann werden Sie irgendwann ganz von selbst spüren, was Sie für sich und Ihr Wohlbefinden benötigen. Lassen Sie Ihre Seele aus sich heraus sprechen. Und denken Sie daran: Auch beim sanften Angehen gehört ein kleines bisschen Disziplin dazu. Veränderungen kosten immer Energie. Das ist ein Gesetz der Natur. Die Energie kommt durch Ihre Yogapraxis. Und für diese bedarf es gerade am Anfang auch ein klein wenig an Disziplin und Überwindung des sogenannten inneren Schweinehunds. Ein vergleichsweise geringer Aufwand, der sich vielfach auszahlt!

Wenn Sie möchten, können Sie ja beispielsweise wie folgt mit der Praxis anfangen:

- Beginnen Sie Ihren Tag morgens 15 Minuten eher. Machen Sie sich im Bad kurz frisch – kaltes Wasser ins Gesicht reicht –, gehen Sie zur Toilette und setzen Sie sich im Anschluss direkt auf Ihr Sofa in einen für Sie bequemen Meditationssitz und beginnen Sie mit einer zehnminütigen Meditation.
- Begegnen Sie jedem Lebewesen, das Ihnen begegnet, mit Respekt und Mitgefühl. Spüren Sie das Herz des anderen und kommunizieren Sie auf diese Weise.
- Legen Sie sich Ihre Yogamatte nach der Arbeit bereit und beginnen Sie mit einer dreiminütigen Entspannung. Bleiben Sie liegen und üben Sie die Bauchatmung einige Minuten, bis Sie merken, dass Sie sich

auch mental entspannen. Sie sollten dabei nicht einschlafen.

- Üben Sie die Yogan-Grundreihe. Die haben Sie in 10
bis 15 Minuten beendet.
- Schließen Sie die Yogapraxis mit einer fünfminütigen
Tiefenentspannung und genießen Sie Ihren Feier-
abend.
- Falls Ihnen jetzt Einwände wie »Das kann ich nicht«
oder »So viel Zeit habe ich nicht« in den Kopf kommen sollten, denken Sie an Devisen wie »Wer will, der
kann«, und tun Sie sich beherzt etwas Gutes!

Spiritualisieren Sie Ihren Alltag

Wie Sie wissen, sind die Yogaübungen nur die Spitze des
Eisbergs. Der wahre Yoga geschieht im Geist. Allumfas-
sendes Mitgefühl mit allen Wesen zu haben ist das Ziel
des Yoga: Harmonie und Einheit zu spüren. Während der
Yogapraxis, des Übens der Asanas oder der Pranayamas,
der Meditation oder der Tiefenentspannung spüren wir
mehr und mehr dieses wunderbare Gefühl. Oft würden
wir dann am liebsten die ganze Welt umarmen.
Dummerweise verlässt uns dieses Gefühl aber auch recht
schnell wieder, wenn die Dinge nicht so laufen, wie wir's
gern hätten, oder wenn sich Menschen nicht so verhalten,
wie wir es erwarten würden. Um sich durch derlei Ablen-
kungen nicht vom »rechten Weg« abbringen zu lassen,
können Sie folgende Ratschläge beherzigen:

- Sehen Sie das Leben als Schule. Alle Aufgaben, die auf uns zukommen, sind da, damit wir aus ihnen lernen und an ihnen wachsen. Positives wie auch Negatives. Wenn Sie vorher keine Einflussmöglichkeiten auf die Entwicklung einer Situation hatten, bringt es nichts, darüber nachzudenken, warum Ihnen gerade dies und jenes widerfahren ist. Erledigen Sie unvermeidliche Aufgaben mit bestem Wissen und Gewissen. Die Kraft dazu können Sie beispielsweise aus Ihrer Yogapraxis schöpfen.

- Haben Sie keine Erwartungen. Erwartungen enttäuschen Sie in aller Regel nur. Freuen Sie sich über das, was kommt, und leben Sie den Moment.

- Kultivieren Sie Mitgefühl. Versuchen Sie, die Gefühle, die Sie während Ihrer Yogapraxis erfahren, auch im Alltag wahrzunehmen. Wenn Sie mit anderen sprechen, dann beginnen Sie mit einer Herz-zu-Herz-Verbindung. Spüren Sie in das Herz Ihres Gegenübers und sprechen Sie mitfühlend und voller Respekt mit ihm.

- Machen Sie sich Gedanken über die ethischen Ausführungen. Lesen Sie ab und an noch einmal die ethischen Empfehlungen aus dem Kapitel »Das Studium der Schriften – Was Yoga uns lehrt« und überlegen Sie sich, welche Sie davon aktiv eine Zeitlang praktizieren wollen. Neue Gewohnheiten entwickeln sich normalerweise im Laufe von vier bis sechs Wochen. Suchen Sie sich etwas heraus, was Sie in den nächsten Wochen im Alltag ganz besonders üben möchten.

- Sehen Sie den Alltag als spirituelle Praxis an. Leben Sie den ganzen Tag gemäß der Yogan-Philosophie. Tun Sie

Gutes für sich und die Erde. Helfen Sie sich. Helfen Sie anderen. Helfen Sie mit, diesen wunderschönen Planeten zu bewahren. Und helfen Sie mit, die Welt, da wo es nottut, zumindest noch ein wenig besser werden zu lassen.

Die Umstellung

Viele überzeugte Tierschützer werden Ihnen vermutlich sagen, dass Sie am besten gleich von heute auf morgen Ihre Ernährung ändern sollten. So schnell geht es aber oft nicht.

Ob Sie sich ab sofort vegan ernähren möchten, müssen Sie selbst herausfinden. Es gibt Menschen, die brauchen ein ganzes Jahr, bis sie so weit sind, andere wenige Wochen; und wieder andere stellen eben von jetzt auf gleich um, sind also sogenannte »Instant-Veganer«. Zu Letzteren gehöre zum Beispiel ich. Als ich meine Ernährung vor einigen Jahren auf vegetarische Kost umstellte, tat ich es sozusagen auf der Stelle. Für mich gibt es in solchen Fällen nur das Prinzip »Alles oder nichts«. Dasselbe machte ich bei der weiteren Umstellung von vegetarischer auf vegane Ernährung. Leider verfügte ich zu dem Zeitpunkt noch nicht über die Informationen, die Sie beispielsweise diesem Buch entnehmen können, um die vegane Ernährung auch wirklich vollwertig zu gestalten. So aß ich zwei Wochen lang nur Toast mit Marmelade, und mein Körper schrie förmlich nach mehr. Als ich mich dann eine Weile intensiver mit dem Thema »Ernährung« beschäftigt hatte und wusste, auf was man alles achtgeben sollte, stellte ich mich noch einmal in kürzester Zeit um. Und siehe da, es funktionierte wunderbar. Auch meine Blutwerte sind besser denn je, und ich fühle mich gut wie nie zuvor.

Dennoch, Sie wissen am besten, ob Sie eher ein »radikaler« oder »gemütlicher« Mensch sind. Ob Sie langsam umstellen möchten oder schnell. Dem Körper macht eine rapide Umstellung nichts aus. Ihre Darmflora zum Beispiel passt sich dem Wechsel sehr zügig an.

Legen Sie sich ein veganes Kochbuch zu, durchstöbern Sie das Internet nach Rezepten, testen Sie die yoganen Superfood-Rezept-Inspirationen aus diesem Buch und probieren Sie fleischlose Gerichte aus. Nähere Informationen finden Sie auch in den Literaturempfehlungen am Ende des Buchs. Kochen macht Spaß. Vegan zu leben macht Spaß. Haben Sie Freude beim Kochen und Essen ohne Produkte tierischer Herkunft.

Wenn Sie eine Familie haben, die Sie bekochen dürfen, dann zaubern Sie leckere vegane Gerichte, ohne dass Sie dies besonders hervorheben. Glauben Sie mir, die wenigsten werden feststellen, dass bestimmte Gerichte nur aus pflanzlichen Produkten bestehen.

Wenn Sie aktuell noch Mischköstler oder Vegetarier sind, dann checken Sie doch mal Ihre aktuellen Lieblingsrezepte. Mit Sicherheit werden Sie das eine oder andere Rezept finden, in dem Sie nur pflanzliche Zutaten verwenden. Sehen Sie, Sie sind doch schon ein halber Veganer!

Alternativen: Fleisch, Milch und Eier ersetzen

Ihre Bekannten werden Sie vermutlich fragen, warum Sie Fleischalternativen essen: Wenn Sie auf Fleisch verzichten wollten, dann sollten Sie das konsequenterweise doch auch ganz tun. Nun, Sie machen sich eben Gedanken um Ihr Essen, möchten aber ab und zu den gewohnten

Geschmack genießen. So einfach kann hier die Antwort sein.

Ich selbst bin kein Freund von Fleischalternativen, und für eine gesunde, vollwertige vegane Ernährung sind sie auch nicht nötig. Aber es gibt sie. Also, wenn Ihnen mal danach ist, dann greifen Sie ruhig zu. Alternativen gibt es genug. Die meisten bekommen Sie auf Soja-, Weizen- oder Lupinenbasis. Der Markt entwickelt sich aktuell aber ziemlich rasant. Mein Tipp: Bringen Sie Yoga in Ihren Einkauf und seien Sie mit einer heiteren Gelassenheit gespannt auf das, was Sie möglicherweise alles Neues entdecken!

Hier nun eine kleine Übersicht über Alternativen zu geläufigen Produkten tierischen Ursprungs:

- Wie können Sie Butter ersetzen? Anstelle von Butter können sie Alsan oder andere Pflanzenmargarine verwenden. Avocadocreme, verschiedene Nussmuse oder Pflanzenöle sind ebenfalls eine schmackhafte Alternative. Auch zu empfehlen sind Kokosbutter und -öl, das bei Zimmertemperatur eine feste Konsistenz aufweist.
- Wie können Sie Joghurt ersetzen? Joghurt auf Sojabasis bekommen Sie im Bio-Laden und mittlerweile auch im Supermarkt. Versuchen Sie bei Sojaprodukten darauf zu achten, dass sie mit dem Bio-Label gekennzeichnet sind.
- Wie können Sie Milch und Sahne ersetzen? Bei der riesigen Auswahl kann es einem nur ein Rätsel sein, warum nicht schon mehr Menschen einen Bogen um Kuhmilch machen. Also: Kokos-, Dinkel-, Hafer-, Haselnuss-, Mandel-, Quinoa-, Reis- und Sojadrink, Dinkel-, Hafer-, Reis- und Soja-Cuisine, Cashew-, Kokos-,

Reis- und Sojasahne. Noch Fragen? Cuisine ist eher zum Kochen gedacht, Sahne zum Aufschlagen.

- Wie können Sie Eier beim Backen und Binden ersetzen? Auch das ist ganz simpel. Verwenden Sie einfach eines der folgenden Mehle: Johannisbrotkern-, Kichererbsen-, Pfeilwurzel-, Soja- oder Süßlupinenmehl. Um ein Ei zu ersetzen, verwenden sie 1 EL (Esslöffel) Mehl und 2 EL Wasser. Da sich die Mehle in ihrer Zusammensetzung ein wenig unterscheiden können, würde ich empfehlen, sich über jedes einzelne noch einmal im Internet schlauzumachen. Auch Rührei und Mayonnaise lassen sich wunderbar ohne Ei herstellen. Zahlreiche Rezepte dafür finden Sie im Internet und auf meiner Webseite.

Substitutionstabelle: Ganz einfach tauschen

Hier eine kleine Substitutionstabelle. Links stehen die wichtigsten Nahrungs- oder Genussmittel tierischer Herkunft beziehungsweise aus konventioneller Massenproduktion, die Sie nicht mehr möchten, und rechts mögliche Alternativen.

Austausch von ...	gegen ...
Auszugsmehlprodukten	Vollkornmehlprodukte
Fleisch und Fleischwaren, Fisch	Hülsenfrüchte, Fleischalternativen (Lupinen-, Soja- und Weizenproteinerzeugnisse), Pilze, Nüsse, Ölfrüchte und -samen
Gelatine	Agar-Agar, Kuzupulver, Pfeilwurzelmehl
handelsüblichen Margarinen und Speiseölen	kaltgepresste Speiseöle und ungehärtete Margarine, reich an Alpha-Linolensäure (Lein-, Raps-, Hanf-, Walnuss-, Kokosöl)
Milch	pflanzliche Milch: Soja-, Mandel-, Haselnuss-, Hafer-, Reis-, Hanf- oder Dinkel-Drinks
Milchprodukten	fettarme pflanzliche Joghurts (Sojajoghurt), Nussmuse (Cashew-, Erdnuss-, Haselnussmus, Macadamiacreme, Mandelmus, Tahin)
Milchschokolade	Karob(chips), hergestellt aus Johannisbrotmehl

Süßwaren und Süßungsmitteln	frisches Obst, Trockenfrüchte, Stevia
Suppen- oder Soßenbasis	Kombu (Alge)
Wurstaufschnitt, Käse	pflanzliche Brotaufstriche

Wie Sie sehen, gibt es für fast alles eine Alternative. Aber klammern Sie sich nicht nur daran fest, Ihre schon vorhandenen Rezepte zu »veganisieren«, sondern probieren Sie Neues aus! Die fleischfreie kulinarische vegane Welt hält viele Köstlichkeiten für Sie bereit. Als Yoganer üben Sie Yoga und leben vegan. Das fördert Ihre Kreativität. Leben Sie sie beim Kochen aus!

Eiweißquellen: »Wo bekomme ich denn nun das Protein her?«

Viele Menschen setzen Fleisch immer noch mit Protein gleich. Es stimmt zwar, dass Fleisch sehr viel Eiweiß enthält, aber das bedeutet keineswegs, dass es nicht auch unzählige Pflanzen gibt, die es liefern können.
Hier eine Auflistung der proteinreichsten pflanzlichen Lebensmittel (der Wert in Gramm in der Klammer bezieht sich immer anteilig auf 100 Gramm des Lebensmittels): Spirulina-Alge (65), Tofu (44), Lupinenmehl (41), So-

jamehl (41), Sojabohnen (38), Leinsamen (29), Erdnüsse (26), Seitan (25), Erbsen (23), Limabohnen (21), Haferkleie (19), Weizenkleie (16).

Für Sportler, die das Gefühl haben sollten, zu wenig Protein zu sich zu nehmen, seien Hanf- und Reisprotein empfohlen.

Die eisenhaltigsten Lebensmittel

Eisen kann bei einigen Menschen schnell zur Mangelware werden. Gerade Frauen während der Menstruation benötigen besonders viel davon. Um Ihren Eisenbedarf ausreichend zu decken, sollten Sie vermehrt auf eisenhaltige Gewächse zugreifen. Um die Resorption des Eisens zu optimieren, trinken Sie während Ihrer Mahlzeiten Vitamin-C-haltige oder andere säurehaltige Getränke.

Hier eine Auflistung der eisenreichsten pflanzlichen Lebensmittel (der Wert in Milligramm in der Klammer bezieht sich immer anteilig auf 100 Gramm des Lebensmittels): Kürbiskerne (12,5), Sesamsamen (10), Amaranth (9), Leinsamen (8,2), Quinoa (8), Pistazien (7,3), Hirse (6,9), Mungbohnen (6,8), Sojabohnen, getrocknet (6,6), Pfirsiche, getrocknet (6,5), Sonnenblumenkerne (6,3), Kichererbsen, getrocknet (6,1), Tofu (5,4), Vollkorn-Haferflocken (4,5), Aprikosen (4,4), Dinkel (4,2), Spinat (4,1), Mandeln (4,1), Topinambur (3,7), Portulak (3,6), Schwarzwurzel (3,3), Löwenzahn (3,1), Fenchel (2,7), Karotten (2,1), Erbsen (1,9), Blumenkohl (1,6), Zucchini (1,5).

Kombinieren Sie Getreide (Eisen) mit Gemüse (Eisen und Vitamin C), und einer ausreichenden Eisenzufuhr steht nichts mehr im Wege.

Pflanzendrinks und Muse: Selbst gemacht schmecken sie am besten

Pflanzendrinks gibt es heute in Hülle und Fülle. Soja-, Hafer- und Reisdrinks sind vom Preis-Leistungs-Verhältnis sicherlich kein Problem. Für die Nussdrinks muss man allerdings schon ein klein wenig tiefer in den Geldbeutel greifen. Von den Nussmusen und dem leckeren Mandelmus ganz zu schweigen.

Warum also nicht gleich selbst machen? Sie wissen dann, was wirklich drin ist, sparen Geld und schonen die Umwelt; denn die Verpackungen der Pflanzendrinks müssen ja auch recycelt werden. Alles, was Sie dazu benötigen, ist ein guter Standmixer. Es muss aber nicht der teuerste sein.

Nussdrinks zuzubereiten ist ganz einfach: Nehmen Sie etwa eine Handvoll Ihrer Lieblingsnüsse und lassen Sie sie über Nacht in Wasser ruhen. Dann schütten Sie das Wasser ab und geben zwischen 300 und 500 Milliliter neues Wasser hinzu. Wenn Sie es gerne etwas süßer mögen, verwenden Sie getrocknete und entsteinte Datteln zum Süßen. Geben Sie alles in Ihren Mixer und lassen Sie ihn 2 bis 3 Minuten auf höchster Stufe laufen.

Um Nussmuse zu kreieren, geben Sie Ihre Lieblingsnüsse mit etwas neutralem Öl, wie etwa Sonnenblumenöl, oder dem Öl der von Ihnen verwendeten Nüsse in den Mixer und bereiten sich so eine cremige Leckerei zu.

Falls Sie die feinen Nusspartikel in Ihrem Drink nicht mögen, nehmen Sie sich einfach einen Kaffeefilter und gießen Sie Ihren Drink hindurch.

Vegane Labels: Vegan drauf, vegan drin

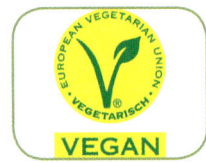 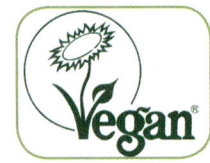

Es gibt zwei bekannte Labels, die vegane Produkte kennzeichnen. Das ist zum einen das V-Label der European Vegetarian Union (EVU) – hier müssen Sie nur aufpassen, was genau draufsteht, denn es gibt das Logo für vegetarisch und vegan. Und zum anderen das wohl bekanntere von der Vegan Society, das Produkte (Lebensmittel, Kosmetika und so weiter) eindeutig als vegan klassifiziert. Lebensmittel, die keines der beiden Labels enthalten, können aber dennoch vegan sein.

Sie werden häufig Sätze wie »Kann Spuren von Milch/Eiern enthalten« lesen. Das liegt daran, dass in denselben Produktionsanlagen beziehungsweise Fabriken Produkte mit Milch und/oder Eiern hergestellt und/oder verpackt werden.

Wenn Sie sich die Inhaltsstoffe auf der Rückseite der Verpackung durchlesen und nichts Tierisches finden, dann sollten Sie die Produkte auch als Veganer problemlos kaufen können. Allerdings gibt es da wie überall auch Ausnahmen. Denn manchmal verstecken sich hinter Zusatzstoffen wie Aromen auch tierische Produkte. Wenn Sie in diesem Fall also wirklich auf Nummer sicher gehen möchten, müssten Sie jeweils selbst recherchieren. Im Internet finden Sie zum Beispiel Listen mit versteckten tierischen Inhaltsstoffen in Produkten.

Solche Listen ändern sich allerdings andauernd, da die Hersteller, wenn's ans Licht kommt, natürlich nicht wollen, dass derartige Infos im Netz kursieren. Daher ist es schwer, das in ein Buch wie dieses zu packen. Ein paar Beispiele will ich aber trotzdem nennen: Gelatine zur Klärung von Wein und Säften; die Aminosäure L-Cystein, die als Mehlbehandlungsmittel vorzugsweise von industriell arbeitenden Großbäckereien eingesetzt und aus Schweineborsten oder Federn gewonnen wird; Aromen aus Wild, Geflügel, Rind, Schwein oder Lab, die teilweise bei Chips zum Einsatz kommen; Gelatine als Trägersubstanz für zugesetzte Vitamine; ein Gemisch aus Schellack (E904) und Bienenwachs (E901), das bei »gewachstem« Obst zum Einsatz kommt (Schellack wird aus den Ausscheidungen der weiblichen Gummilackschildlaus gewonnen); »Echtes Karmin« (E120), ein roter Farbstoff, der durch das Auskochen getrockneter Scharlach-Schildläuse gewonnen wird und in Marmelade oder Kosmetik Verwendung finden kann; Schweineschmalz als Fettzusatz in Laugenbrezeln; industriell hergestellter (weißer) Zucker, der mit Hilfe von Tierkohle entfärbt werden kann; Medikamente, deren Trägersubstanzen Laktose (Milchzucker) oder Gelatine sein können; Vitamin-D-Zusätze in Margarinen, extrahiert aus Wollfett (Lanolin) von Schafen, Milch, Eiern oder Fischlebertran; Chitin (ein Homoglycan) aus Krustentieren, das teilweise bei der Herstellung von Essig verwendet wird; Molke in Margarinen. Diese Liste ist sicherlich nicht vollständig und wird es auch vermutlich nie werden. Sie kann Sie aber für die größten »Fallen« sensibilisieren.

Wenn Sie auf tier- und tierversuchsfreie Kosmetika umsteigen möchten, sollten Sie auf das Label der Vegan Society achten. Hier gibt es schon etliche Naturkosmetikhersteller, die eine ganze Reihe solcher Produkte anbieten – auch zu sehr günstigen Preisen.

Achtsam essen – Yoga bei den Mahlzeiten

Ein Ziel unserer Yogapraxis ist es, bei der Umstellung immer mehr im Hier und Jetzt zu leben. Mit unserem Körper und unserem Geist ganz im gegenwärtigen Moment zu sein. Wahrzunehmen, was um uns herum geschieht, und all diese Dinge verstehen zu wollen: wie alles miteinander verwoben ist, miteinander harmoniert und wie alles mit uns in Verbindung steht. Wenn wir intuitiv verstehen und erkennen, wie alles miteinander zusammenspielt, dann leben wir unmittelbarer in Harmonie und gegenseitigem Respekt mit unserer Umwelt und mit uns selbst.

Nehmen Sie sich zu Übungszwecken beispielsweise beim nächsten Mal, wenn Sie einen Apfel essen möchten, etwas mehr Zeit. Setzen Sie sich bewusst hin und legen Sie den Apfel vor sich. Denken Sie darüber nach, wie der Apfel entstanden ist: Für diesen Apfel muss ein Apfelbaum in Blüte gestanden haben. Vermutlich wurde die Blüte mit Pollen eines anderen Apfelbaums durch eine Biene bestäubt. Die Sonne, Wasser, Kohlenstoffdioxid, Mineralien und viele andere Substanzen wurden benötigt, um den Apfel, so wie er vor Ihnen liegt, entstehen zu lassen. Letztlich ist es Voraussetzung, dass das Universum überhaupt existiert …

Der Apfel musste jedenfalls auch geerntet und zu Ihnen gebracht werden. Nun liegt er da. Wie ist seine Oberfläche beschaffen? Eher rauh oder glatt? Welche Farbe hat er? Ist er ein- oder mehrfarbig? Erkennen Sie Farbverläufe? Finden Sie seine Farbe ansprechend? Nehmen Sie ihn in die Hand und riechen Sie an ihm. Riecht er frisch und süßlich? Beißen Sie hinein. Welchen Geschmack hat er? Entfaltet er nach längerem Kauen einen anderen Geschmack? An welcher Stelle Ihrer Zunge nehmen Sie den Geschmack wahr?

Wenn Sie das Apfelstück ausreichend gekaut haben, schlucken Sie es hinunter. Stellen Sie sich vor, dass der Apfel nun in Ihrem Verdauungstrakt relativ schnell in seine Einzelbestandteile zerlegt und von Ihrem Körper aufgenommen wird. Seine Substanzen werden unterschiedliche Wege in Ihrem Körper nehmen und an unterschiedlichen Orten Verwendung finden. Einige Teile des Apfels werden nur kurze Zeit zu Ihrem Körper, andere Teile länger, und einige Teile werden ziemlich schnell wieder ausgeschieden.

Wie auch bei den anderen Yogaübungen, bei denen Sie sich bewusst machen können, dass wir alle dieselbe Luft atmen und schon infolgedessen eine starke Verbindung zwischen uns besteht, können Sie sich durch das achtsame Essen vergegenwärtigen, wie eng die Verbindung zwischen unseren Lebensmitteln und uns selbst ist. Sich dieser Gegebenheit bewusst zu werden lässt uns unsere Lebensmittel weitaus sensibler auswählen, als irgendwelche Ernährungsempfehlungen uns je dazu motivieren könnten. Und durch die Erfahrung des Nichtgetrenntseins werden wir respektvoller und mitfühlender mit allen Wesen umgehen.

Übrigens, falls Sie während der Umstellungsphase noch tierische Nahrungsmittel zu sich nehmen sollten, dann führen Sie diese Übung einmal mit Fleisch, Milch oder Eiern aus: Wie hat wohl das Geschöpf gelebt, aus dem das Produkt stammt? Wie sah es dort aus? Wie riecht das Produkt? Und so weiter. Stellen Sie sich dieselben Fragen und gehen Sie gleichermaßen vor. Wie sind Ihre Emotionen, Ihre Erfahrungen dabei? Macht sich ein gewisses Unbehagen breit?

Ihr soziales Umfeld – »Bleib so, wie du bist«

Eines der schwierigsten Hindernisse auf dem Weg der Ernährungsumstellung ist Ihr soziales Umfeld.

Die gemeinsame Nahrungsaufnahme spielt in wahrscheinlich allen Kulturen eine ähnlich wichtige Rolle. Denken Sie nur einmal darüber nach, für welche Gelegenheiten wir uns zum Essen verabreden: Wir treffen uns mit Freunden zum Kaffee und Kuchen, haben unser erstes Date in einem Restaurant, führen Geschäfte beim Essen,

planen Wochen im Voraus unser Weihnachts- und Oster-
essen. Die wenigsten Menschen denken im Moment des
Essens tatsächlich über das Essen selbst nach, denn es
wird für gewöhnlich gegessen, was auf den Tisch kommt
und was die Speisekarte oder das alte Rezeptbuch so her-
geben.

Erst dann, wenn jemand Sonderwünsche wie »Ich möchte
mein heutiges Gericht gerne vegan zubereitet bekommen«
bei der Bestellung im Restaurant äußert, werden auch den
anderen die Nahrungsmittel bewusst, die auf ihren Tel-
lern landen. Und genau an diesem Punkt fängt oft das
ungefragte Rechtfertigen der anderen an. Es fallen Sätze
wie »Ich esse nur Bio-Fleisch« über »Ich bin auch gerade
dabei, meine Ernährung umzustellen« bis hin zu »Ich
könnte auf mein Fleisch nicht verzichten, du brauchst
mich gar nicht zu missionieren«.

Das alles und noch vieles Ähnliche mehr kommt immer
wieder vor, und auch Sie werden – vermutlich – nicht davon verschont bleiben. Dabei möchte ich noch einmal un-
terstreichen, dass diese Äußerungen und Kommentare
völlig ungefragt von Ihrem Gegenüber kommen und
wahrscheinlich lediglich eine Reaktion durch sein gerade
aufblitzendes schlechtes Gewissen sind. Auch innerhalb
der Familie können solche Gespräche entstehen: »Wie?
Wir haben doch jahrelang Fleisch gegessen, und jetzt soll
es das auf einmal nicht mehr geben? Ohne mich!« Machen Sie sich nichts daraus. Da mussten wir alle schon
durch, und wir müssen es immer noch.

Versuchen Sie hier am besten, auf gar keine Diskussion
einzugehen, die als Belehrung Ihrerseits aufgefasst werden könnte. Lassen Sie die anderen essen, was Sie möchten. Sie haben für sich entschieden, dass Sie Ihre Ernäh-

rung umstellen möchten, Sie haben viele Gründe dafür, und vor allem geht es Ihnen gut. Das strahlen Sie auch nach außen hin aus. Langfristig wird das Ihr soziales Umfeld ebenfalls merken und vielleicht irgendwann ganz von selbst auf Sie zukommen und Sie um Rat bitten. Ich erlebe heute innerhalb meiner Familie noch Überraschungen und freue mich jedes Mal darüber, wenn mich jemand darum bittet, ihm zu zeigen oder zu erklären, wie man sich vegan ernähren kann.

Karma –
»Mein Konsum,
meine Umwelt und ich«

Yogan als ganzheitlicher Lebensstil und Übungssystem besteht nicht nur aus Asanas, Tiefenentspannung, Pranayamas & Co., sondern schließt auch ein karmisches Leben mit ein, also das Wissen um das Ursache-Wirkung-Prinzip (Karma). Kurz gesagt, geht es um Überlegungen wie etwa »Wie verhalte ich mich während meines Lebens am besten anderen gegenüber?«, »Wie kann ich dieser Welt etwas Gutes tun?« und »Welche Auswirkungen hat mein Handeln?«.

Zunächst einmal sollten wir uns im Klaren darüber sein, dass jeder Handlung, vor allem auch einem »Kaufakt«, ein Gedanke beziehungsweise Wunsch zugrunde liegt. Also stelle ich mir vor dem Ausführen der Handlung, zum Beispiel dem Kauf eines neuen Buches, die Fragen: »Warum habe ich dieses Bedürfnis, das Buch zu kaufen?«, »Tut es mir gut?«, »Was beabsichtige ich damit?«, »Kann ich anderen dadurch helfen?«, »Kann ich mir dadurch helfen?«, »Schadet es jemand anderem?« oder »Brauche ich es wirklich?«. Einige der Fragen klingen angesichts eines einfachen Buches wohl reichlich überzogen, aber bei einem Auto oder einem neuen Fernseher, Smartphone und so weiter darf man sich diese Fragen schon mal eher durch den Kopf gehen lassen.

Nachdem ich kurz – oder vielleicht auch eine Nacht lang – darüber nachgedacht habe, überlege ich mir, wo ich es am besten herbekomme beziehungsweise wie ich am besten vorgehe:

- Kann ich den Gegenstand irgendwoher gebraucht bekommen? Angefangen bei Töpfen über Kleidung bis hin zu Polstermöbeln kann man so gut wie alles als Secondhandartikel erwerben. Durch das Internet ist die verfügbare Auswahl schier ins Unermessliche gewachsen. Wenn die Ware in gutem Zustand ist, erfüllt sie in der Regel in gleicher Qualität ihren Zweck. Sie schonen dadurch Ressourcen, belasten die Umwelt weniger und sparen auch noch Geld.
- Gibt es eine *ökologische beziehungsweise ethisch unbedenkliche Alternative* zum Konventionellen? Da die großen Banken offensichtlich in ethisch bedenkliche Geschäfte verwickelt sind, etwa im Zusammenhang mit Gen-Food, Rüstungsbau oder der Ölindustrie, tendiere ich eher zur Wahl einer Bank, die mit meinem Geld – auch wenn es sehr wenig ist – vernünftige Dinge tut. Eine Krankenkasse, die von einer veganen Ernährung abrät, würde ich ebenfalls meiden. Bei Kosmetik und Reinigungsmitteln greife ich zu jenen, die zum einen vegan und zum anderen gut biologisch abbaubar sind und gleichzeitig wenig Verpackungsmaterial erzeugen. Möglich, dass die Dinge ein wenig teurer sind, aber wenn ich an die Zukunft unserer Erde denke, dann ist es mir das Ganze wert. Und wenn ich beim ersten Schritt, nämlich beim Aufkommen eines Wunschs, auch wirklich sorgsam überlege, ob ich das anvisierte Objekt auch wirklich brauche oder ob es für mich sinnvoll und nützlich ist, dann werde ich auch nicht mehr so viel wie früher konsumieren, folg-

lich kann ich für die Sachen, die bleiben, auch ein bisschen mehr erübrigen. Aber es gibt natürlich auch sehr viele Menschen, die gern »ethisch einkaufen« würden, bei denen aber das Geld nicht reicht. In diesem Falle sollte man kein schlechtes Gewissen haben, wenn man aus pragmatischen Gründen einmal inkonsequent sein muss.

- Gibt es *regionale Anbieter*? Diese Frage betrifft insbesondere Lebensmittel. Mittlerweile offerieren viele bäuerliche Betriebe in der Umgebung ein Obst-und-Gemüse-Abo, was ich schon erwähnt habe. In diesen Abo-Kisten finden Sie, je nachdem, was Sie bestellt haben, regionale und saisonale Lebensmittel ohne unnötige Plastikverpackung. Diese kann man sich entweder abholen oder vorbeibringen lassen – Letzteres ist vom ökologischen Aspekt her meistens sinnvoller, da der Bauer in der Regel bei einer Fahrt direkt mehrere Ziele anfährt. Mit diesem Kaufverhalten unterstützen Sie gleichzeitig die regionalen Betriebe statt riesige Konzerne, wodurch die vitale Vielfalt gefördert wird, die ein gesundes Leben eher kennzeichnet als die Tristesse flächendeckender Uniformität.

- *Fairness.* Beim Kauf von Gemüse und Obst aus der Region ist es weniger erforderlich, auf Fairness zu achten, beim Kauf von Produkten aus Übersee schon eher (Fairtrade). Das betrifft auch Produkte wie vor allem Kleidung, aber ebenso Smartphones und Computer, deren Produktionsbedingungen in Billiglohnländern nicht zwangsläufig unseren Standards entsprechen. Ich selbst weiß bis jetzt von einem fairen Handy, dem Fairphone. Von fairen Laptops habe ich bis dato leider noch nichts gehört. Yoga lehrt uns aber, stets wachsam zu sein und die Augen offen zu halten. Wenn wir auf Produkte angewiesen sind, die nicht unseren Ansprüchen genügen, brauchen wir deshalb nicht grundsätzlich auf sie zu verzichten. Wichtig ist aber, dass man pfleglich mit ihnen umgeht und sich neue erst dann zulegt, wenn sie unbedingt erforderlich sind, um den Konsum nicht noch zusätzlich anzukurbeln. Man sollte die Missstände auch zur Sprache bringen. Denn mit wachsendem Bewusstsein wird die Produktion ethisch unbedenklicher Konsumgüter langfristig als Wettbewerbsvorteil erkannt werden können, wodurch sie sich mehr und mehr durchsetzen kann.

Die dreizehn goldenen Yogan-Ernährungsempfehlungen

In diesem Buch stehen aus gutem Grund wenige Regeln. Sie sollen selbst herausfinden, was Ihnen schmeckt, was Ihnen guttut, womit Sie sich am besten fühlen, und entscheiden, was Sie umsetzen möchten und was lieber nicht. Um Ihre Ernährung aber wirklich vollwertig zu gestalten, sollten Sie die folgenden sehr einfachen Empfehlungen im Hinterkopf behalten. Sie fassen das bisher Gesagte sozusagen zusammen und bringen es noch einmal auf den Punkt:

1. Ernähren Sie sich so abwechslungsreich wie möglich von frischen Früchten, Gemüse, Hülsenfrüchten und Vollkornprodukten.

2. Bevorzugen Sie wann immer möglich unverarbeitete Lebensmittel.

3. Greifen Sie immer, wenn möglich, zu regionalen und saisonalen Produkten.

4. Vermeiden Sie die unnötige Aufnahme von raffiniertem Zucker und Weiß- beziehungsweise Auszugsmehl.

5. Trinken Sie Vitamin-C- oder andere säurehaltige Getränke zu Ihren Mahlzeiten, um die Eisenaufnahme zu optimieren.

6. Verwenden Sie zusätzliche Fette und Öle nur in geringen Mengen.

7. Füllen Sie Ihren Magen bei den Mahlzeiten jeweils nur etwa bis zur Hälfte.

8. Trinken Sie viel Wasser oder ungesüßten grünen, Kräuter- oder Früchtetee.

9. Nehmen Sie Ihr Essen in einer angenehmen Umgebung zu sich.

10. Kauen Sie jeden Bissen gründlich und essen Sie achtsam.

11. Gönnen Sie sich etwas Ruhe nach dem Essen.

12. Nehmen Sie Vitamin B_{12} ganzjährig als Nahrungsergänzung zu sich. Supplementieren Sie im Winter eventuell Vitamin D.

13. Essen Sie mit Freude!

ॐ
yogan
Superfoods

Wie in allen Bereichen gibt es auch bei den Lebensmitteln einige »Spitzenreiter«, die sich von anderen Produkten beispielsweise in ihrer Nährstoffdichte oder im Gehalt eines oder einiger bestimmter Vitamine oder Mineralien positiv absetzen. »Yogan Superfoods« ist kein wissenschaftlich definierter Begriff. Er wird verwendet für Lebensmittel, die entweder mehrere oder alle der folgenden Eigenschaften aufweisen:

- Sie sind rein pflanzlich,
- vorzugsweise roh,
- bestenfalls biologisch angebaut,
- enthalten ein hohes Maß an Vitalstoffen (Vitaminen, Mineralstoffen, Spurenelementen, sekundären Pflanzenstoffen) und/oder hochwertigen Proteinen und/oder Fettsäuren,
- sind der Verdauung förderlich und helfen beim Aufbau einer gesunden Darmflora,
- beugen Müdigkeit vor,
- führen zu einem höheren Wohlbefinden und
- tragen zu mehr geistiger Klarheit und mentaler Stärke bei.

Mit yogan Superfoods ist also das Gegenteil dessen gemeint, was nur allzu oft im Supermarkt um unsere Gunst buhlt: Fertigprodukte mit künstlichen Zusatzstoffen und Aromen, Geschmacksverstärker wie Mononatriumglutamat, künstliche Farbstoffe, isolierte Kohlenhydrate, stark erhitzte und verarbeitete Nahrungsmittel mit geringem Gehalt an Vitaminen und so weiter.

Yogane Superfoods sollen dem Körper bei der Heilung

entzündlicher Prozesse verhelfen, sich positiv auf den allgemeinen Gesundheitszustand auswirken, bei Entgiftungsprozessen unterstützend wirken, die Zufuhr von essenziellen Aminosäuren, Fettsäuren und Vitalstoffen erhöhen, das Immunsystem stärken, zu einer höheren mentalen und geistigen Leistungsfähigkeit und Klarheit beitragen, die Krebsprävention unterstützen und insgesamt zu einem besseren körperlichen sowie geistigen Wohlbefinden beitragen, um uns so ausreichend Energie für unser Alltagsleben und unsere Yogapraxis zur Verfügung zu stellen.

Ich empfehle Ihnen, sich nach und nach durch die yoganen Superfood-Rezept-Inspirationen zu probieren und sie ergänzend zu Ihrer normalen, vollwertigen veganen Ernährung einzunehmen. Die hier genannten Rezepte sollen lediglich als Inspiration dienen. Lassen Sie Ihrer Kreativität ruhig freien Lauf. Und wenn Sie eine ganz besondere Köstlichkeit kreiert haben, dann können Sie mir Ihr Rezept auch gerne per E-Mail zukommen lassen, und ich werde es gegebenenfalls auf meiner Webseite vorstellen!

Viele der yoganen Superfood-Rezept-Inspirationen benötigen einen guten Standmixer. Man muss sich wie gesagt nicht den teuersten zulegen, qualitativ völlig zufriedenstellende Geräte gibt's schon in erschwinglichen Preiskategorien.

Einige der hier vorgestellten Superfoods kann man zu Hause selbst anbauen, andere wiederum sind wahrscheinlich nur als Importware zu erhalten. Ich persönlich handhabe es so, dass ich bei Lebensmitteln im Allgemeinen immer Produkte, die aus der Region stammen und saisonal erhältlich sind, gegenüber denen bevorzuge, die von weiter her kommen.

Doch kommen wir nun zu den Superfoods und lassen wir uns von dieser wohlschmeckenden und gesunden Bereicherung unseres Speiseplans inspirieren.

Allgemeine Informationen zu den yoganen Superfood-Rezepten beziehungsweise Infos für Allergiker:
Alle Rezepte sind sojafrei und enthalten keinen Weizen beziehungsweise kein Gluten. Einzige Ausnahme ist hier das Rezept von Amaranth, sofern als Getreidekörner Weizen oder andere glutenhaltige Getreide verwendet werden und als Pflanzenmilch Soja- oder glutenhaltige Getreidemilch.

Zubereitungszeit und Mengenangaben:
Die Zubereitungszeit beträgt bei allen Rezepten maximal 5 Minuten, da hier nur mit einem Mixer (»Blender«) gearbeitet wird. Perfekt ist das für dauergestresste, weltverbessernde Yoganer, die keine Zeit zum Kochen haben …
Beim Amaranth-Rezept benötigt die Vorbereitungszeit 24 Stunden und die Zubereitungszeit 5 – 10 Minuten.

Amaranth

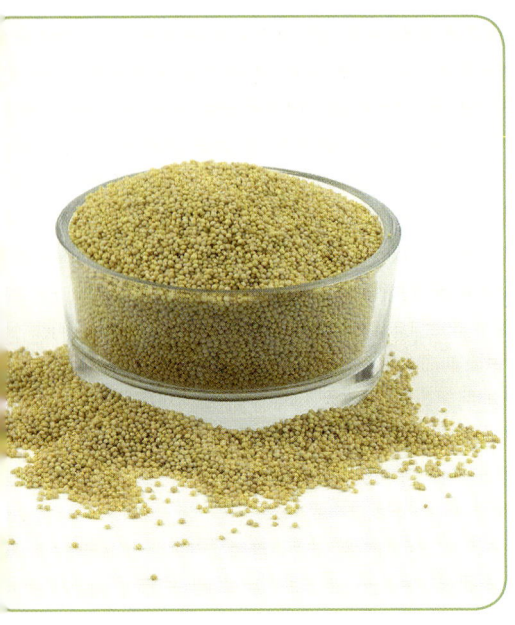

Amaranth zählt zu den ältesten Nutzpflanzen, er wurde bereits vor 9000 Jahren verwendet. Bei den Azteken, Inka und Maya war Amaranth neben Quinoa und Mais ein Hauptnahrungsmittel.

Die hirseähnlichen Samen des Amaranths werden ähnlich verwendet wie Getreide, sind biologisch gesehen aber keines. Amaranth zählt zu den Fuchsschwanzgewächsen. Dank ihrer Glutenfreiheit sind die Samen sogar für an Zöliakie erkrankte Menschen geeignet. Der hohe Eisengehalt macht Amaranth zu einem idealen Nahrungsmittel für Veganer. Die biologische Wertigkeit der Proteine im Amaranth übertrifft die Wertigkeit der Milchproteine, daher wird Amaranth auch gern als Zusatzstoff in Babynahrung verwendet.

Die Blätter sind ebenfalls ein ideales Lebensmittel. Ihr Proteingehalt übertrifft den des Sojas. Auch die Keimlinge können gezogen und gegessen werden und schmecken wie die Samen und Blüten nussig.

Amaranth hat einen höheren Protein- und Mineralstoffgehalt als die meisten anderen weltweit angebauten traditionellen Getreidesorten. Die Proteine des Amaranths bestehen zum größten Teil aus essenziellen Aminosäuren.

Der Gehalt an Calcium, Eisen, Magnesium und Zink ist sehr hoch. Daneben enthält Amaranth viele ungesättigte Fettsäuren, und einen Großteil der Kohlenhydrate machen gesundheitsfördernde Ballaststoffe aus. Insgesamt sind die Inhaltsstoffe des Amaranths in einem für die menschliche Ernährung günstigen Verhältnis kombiniert. Sie können Amaranth sehr vielseitig einsetzen. Sehr einfach ist die Verwendung von gepufftem Amaranth in Ihrem morgendlichen Müsli oder der Zusatz von Amaranth in köstlichen Dinkelpuffern.

Superfood-Rezept-Inspiration: Frischkornmüsli mit Amaranth

Für 1 Portion
1 EL Amaranthsamen
2 EL Getreidekörner nach Wahl (zum Beispiel eine Sechskornmischung)
1 EL Leinsamen
Obst der Saison nach Wahl
2 EL Rosinen
1 EL Kokoschips
Circa 300 ml Pflanzenmilch nach Wahl

Samen und Körner etwa 24 Stunden in Wasser einlegen. Das Wasser abgießen und das Obst in mundgerechte Stücke schneiden. Obst, Körner und Samen, Rosinen sowie Kokoschips zusammenmischen und Pflanzenmilch hinzugießen. Schon haben Sie ein vollwertiges und gesundes Frühstück, das Ihnen die nötige Energie für den Morgen liefert.

Avocado

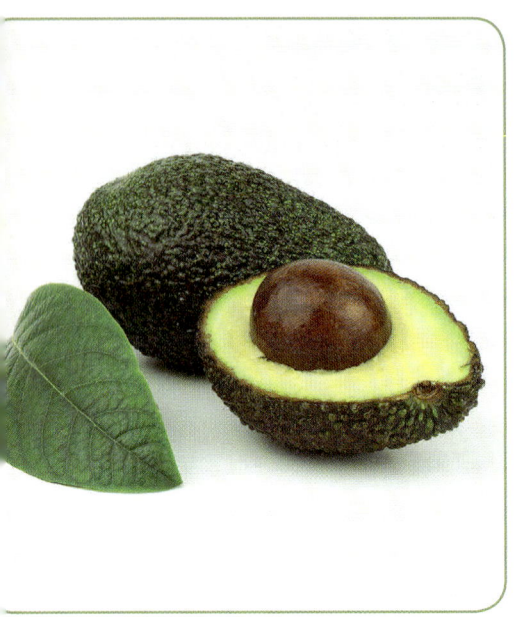

Der bis zu 15 Meter hohe Avocadobaum kommt ursprünglich aus Mexiko. Heute wird er in vielen warmen Regionen der Welt angebaut, unter anderem auch im Mittelmeerraum.

Die Avocado ist unter den bekannten Obst- und Gemüsesorten die mit Abstand fettreichste. Mit nahezu 15 Prozent Fettanteil ist sie ein richtiger Sattmacher. Der Fettanteil besteht zum größten Teil aus Ölsäure, einer einfach ungesättigten Fettsäure. Sie senkt den Anteil des LDL-Cholesterins (low density lipoprotein, »schlechtes Cholesterin«), ohne den Anteil des HDL-Cholesterins (high density lipoprotein, »gutes Cholesterin«) zu senken, und schützt somit vor Erkrankungen des Herz-Kreislauf-Systems.

Avocados sind eine sehr gute Kaliumquelle. Mit 485 Milligramm Kalium pro 100 Gramm Frucht schützen sie vor Herz- und Schlaganfällen und hohem Blutdruck. Fast der gesamte Vitamin-B-Komplex und die Vitamine E und K sind enthalten. Hinzu kommt, dass die Avocado als eine von wenigen Pflanzen Vitamin D enthält und so einen Beitrag zur Aufrechterhaltung des Calcium- und Phosphatplasmaspiegels leistet und am Knochenaufbau beteiligt ist.

Sie können Avocados unverarbeitet verwenden, zum Beispiel als Brotbelag mit etwas Salz und Zitrone. Wenn Sie sie mit Kala Namak (schwarzem Salz) würzen, schmeckt Ihre Avocado ähnlich wie Ei. Eine ganz besonders gesunde Köstlichkeit ist die Avocado-Schoko-Creme (siehe bei Kakao), die gleich mehrere Superfoods in sich vereinigt.

Superfood-Rezept-Inspiration: Pikante Avocado-Kräuter-Creme

Für 3–4 Portionen
1 reife Avocado
1 kleine Chili
5 Cocktailtomaten
1–2 EL Kräuter nach Wahl
2 EL Olivenöl
2 EL Limonensaft
Salz und Pfeffer

Zutaten außer Salz und Pfeffer für etwa 1 Minute in den Mixer geben und die Creme abschmecken. So erhalten Sie eine wunderbare Creme als Brotaufstrich oder als Dip zu knackfrischem Gemüse.

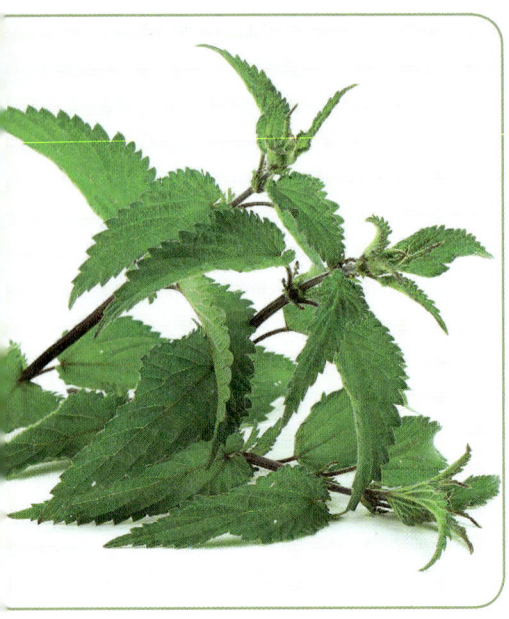

Brennnessel

Nicht nur eines der am einfachsten zu beschaffenden Superfoods, sondern auch eines der wertvollsten ist die Brennnessel. Sie wächst bei uns quasi überall, vor allem auf stickstoffreichen Böden. Die zwei am häufigsten vertretenen Arten sind die kleine einhäusige und die große zweihäusige Brennnessel. Die im Frühjahr wachsenden jungen Brennnesseltriebe enthalten einen hohen Gehalt an Vitamin A und C (rund siebenmal mehr als eine Orange), zudem die Mineralstoffe Eisen, Calcium, Magnesium, Silizium und Zink. Durch den hohen Vitamin-C-Gehalt erhöht sich die Aufnahme des Eisens immens, was die Brennnessel zu einem idealen und vor allem sehr kostengünstigen Eisenlieferanten macht.

Der Brennnessel wird eine blutreinigende Wirkung zugeschrieben. Durch den hohen Mineralstoffgehalt fördert sie das Wachstum von Haut und Nägeln und kann sogar bei Akne lindernd wirken.

Besonders geeignet sind die jungen oberen Triebe der Brennnessel, die sich leicht zu einem köstlichen Smoothie verarbeiten lassen. Wenn Sie die Brennnessel von unten nach oben streichen, dann umgehen Sie in der Regel auch ein unangenehmes Hautbrennen, da die Brennhaare zum größten Teil nach oben ausgerichtet sind.

Superfood-Rezept-Inspiration: Brennnessel-Birnen-Smoothie

Für 1–2 Portionen
1 große Handvoll Brennnesselblätter
1 kleine Handvoll Pfefferminzblätter
3 Birnen
1 Banane
½ geschälte Zitrone
Circa 500 ml Wasser

Alle Zutaten für etwa 1 Minute in einen Mixer geben und anschließend einen belebenden Smoothie genießen.

Cashew

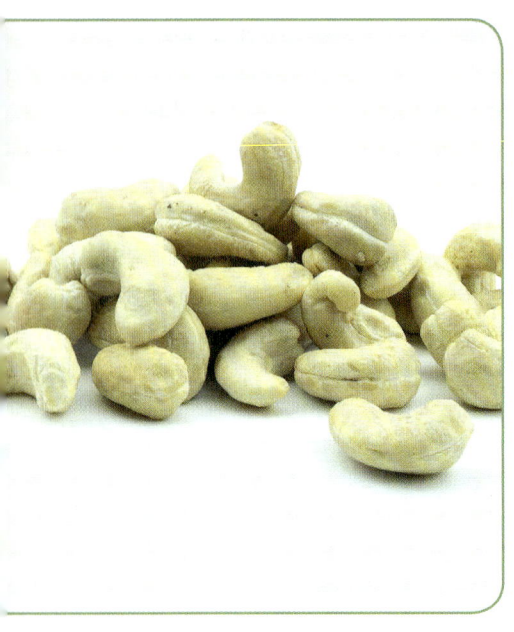

Der in den Tropen vor-
kommende Cashewbaum
hält gleich zwei potente
Superfoods für uns bereit:
den Cashewapfel und die
Cashewfrucht. Aufgrund
seiner schnellen Verderb-
lichkeit wird der Vitamin-
C-haltige Cashewapfel in-
ternational nicht gehan-
delt, wohl aber der Inhalt
der Cashewfrucht, die uns
bekannten Cashewkerne.

Der süßlich-nussige Ge-
schmack der Cashewkerne macht jedes damit zubereitete
Gericht zu einem wahren Geschmackserlebnis. Dabei
enthalten sie zahlreiche Mineralien wie Magnesium und
Calcium, die für unterschiedliche Stoffwechselprozesse
und unseren Knochenbau wichtig sind. Weitere Mineralien sind Kalium und Eisen. Letzteres ist ein wichtiger
Bestandteil des Hämoglobins, das mitverantwortlich für
die Sauerstoffaufnahme in unserem Körper ist. Daneben
enthalten Cashewkerne viele B-Vitamine, Vitamin K
und E.

Eine Besonderheit der Cashewkerne ist der hohe Anteil
der Aminosäure Tryptophan. Tryptophan ist der Ausgangsstoff für den Neurotransmitter Serotonin, der auch
als »Wohlfühl- oder Glückshormon« bekannt ist. In
Kombination mit Vitamin B_6, das ebenfalls in Cashew-

kernen enthalten ist, vermag Serotonin sogar gegen Depressionen zu helfen.

Cashewkerne lassen sich roh genießen, aber auch zu leckeren Musen verarbeiten, mit denen Sie köstliche Eiscremes herstellen können.

Superfood-Rezept-Inspiration: Cashew-Chili-Dip

Für 2–3 Portionen
100 g Cashewkerne
Circa 50 ml Wasser
1 kleine Chili
1 EL Kräuter nach Wahl
1 EL Zitronensaft
Salz und Pfeffer

Zutaten außer Salz und Pfeffer für etwa 1 Minute in einen Mixer geben. Anschließend abschmecken. Manchmal kann es von Vorteil sein, ein wenig mit dem Volumen des Wassers zu experimentieren, um den Dip möglichst cremig werden zu lassen.

Chili

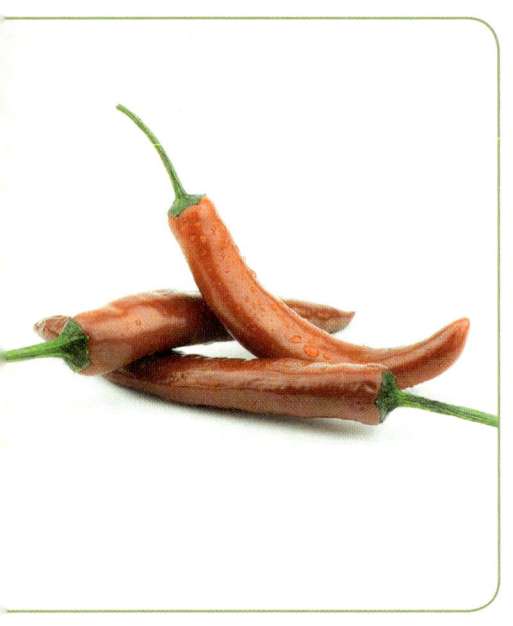

Wahre Vitamin-C-Bomben sind Chilis, die zur Pflanzengattung der Paprika zählen. Sie enthalten viele Flavonoide und Carotinoide, die antioxidative Wirkungen entfalten können. Nicht weniger erwähnenswert sind der Kaliumanteil und eine relativ große Menge an Vitamin E.

Wie scharf eine Chilischote ist, bestimmt die Konzentration des positiv wirkenden Alkaloids Capsaicin. Capsaicin beziehungsweise Chili wurde von den amerikanischen Ureinwohnern schon lange als Heilmittel gegen Zahnschmerzen oder Arthrose verwendet. Heute hat der Wirkstoff auch in der Schulmedizin seinen Platz gefunden und wird bei unterschiedlichsten Krankheiten in Kombination mit weiteren Wirkstoffen verwendet, zum Beispiel bei Hexenschuss, Migräne oder Gürtelrose.

Capsaicin regt die Verdauung an und wirkt Krämpfen und Blähungen entgegen. Es verbessert die Blutzirkulation und wirkt präventiv gegen Herzinfarkt, Schlaganfall und asthmatische Anfälle. Es konnte sogar bewiesen werden, dass ein erhöhter Konsum an scharfen Paprika mit einer Verringerung des Körperfettanteils korreliert. Somit ist Chili auch ein idealer Kalorienverbrenner.

Chili kann ergänzend vielen Smoothies beigemischt werden. Vor allem den süßen Früchte-Smoothies gibt etwas scharfer Chili den besonderen Kick.

Superfood-Rezept-Inspiration: Paprika-Chili-Creme

Für 3–4 Portionen
100 g Sonnenblumenkerne
1 rote Spitzpaprika
3 Kirschtomaten
½ Zitrone
1 kleine Chili
1 TL Oregano
2 TL Basilikum
1 Msp. Muskat
50 ml Leinöl
Salz und Pfeffer

Zutaten außer Salz und Pfeffer für circa 1 Minute in den Mixer geben. Den köstlicher Brotaufstrich oder Dip zu frischem Gemüse anschließend abschmecken.

Hanf

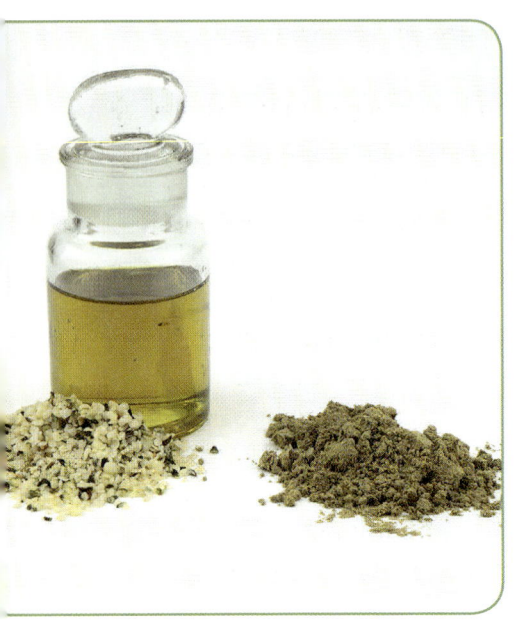

Hanf, als Droge und Heilpflanze bekannt, wurde schon vor Jahrhunderten von alten Kulturen verwendet. Der als Lebensmittel wohl interessanteste Teil des Nutzhanfs, der sich nicht zur Erzeugung von Haschisch und Marihuana eignet, ist der Samen. Er kann unverändert verwendet oder zu Hanföl oder Hanfproteinpulver weiterverarbeitet werden:

- Hanfsamen: Hanfsamen bieten einen sehr hohen Gehalt an essenziellen Fettsäuren, alle für uns lebenswichtigen Aminosäuren und eine Vielzahl von Mineralien und Antioxidanzien. Neben Vitamin E, Calcium, Magnesium, Kalium, Mangan, Zink, Kupfer, Germanium, Platin, Phosphor, Schwefel, Nickel, Zinn, Jod, Chrom, Silber, Lithium und Eisen enthalten Hanfsamen besonders hohe Anteile an Vitamin B, besonders Vitamin B_1 und B_2. Der Proteinanteil besteht hauptsächlich aus dem Speicherprotein Edestin, das sehr leicht verdaulich ist. Sie können die Samen, genauso wie das aus ihnen hergestellte Hanfproteinpulver, zum Aufwerten von Müslis verwenden oder leckere Cremes daraus zaubern, die als Brotaufstrich oder Dip Verwendung finden können. Die Samen eignen sich eben-

falls besonders gut zum Bestreuen von Salaten, leckeren Desserts oder Gemüse.

- Hanföl: Wie gesagt liefern Hanfsamen ein Höchstmaß
  an allen für uns essenziellen Fettsäuren. Das aus ihnen
  gewonnene Hanföl enthält circa 10 bis 15 Prozent
  Omega-9-Fettsäuren, etwa 50 Prozent Omega-6-Fett-
  säuren und ungefähr 29 Prozent Omega-3-Fettsäuren.
  Hanföl zählt daher zu einem der besten und ernäh-
  rungsphysiologisch wertvollsten Pflanzenöle. Es sollte
  aber aufgrund des hohen Anteils von einfach beziehungsweise mehrfach ungesättigten Fettsäuren nicht
  stark erhitzt werden, da diese eine Tendenz zur Oxidation respektive zur Bildung von schädlichen Transfettsäuren besitzen. Sie sollten es kühl lagern, um einem
  vorzeitigen »Ranzig«-werden vorzubeugen. Hanföl
  eignet sich am ehesten, um Ihre bunten Salatkreatio-
  nen mit einem gesunden Dressing aufzuwerten.

Superfood-Rezept-Inspiration:
Kräuter-Hanf-Creme

Für 2–3 Portionen
2 gehäufte EL geschälte Hanfsamen
½ reife Avocado
3 EL gehackte Kräuter Ihrer Wahl
1 TL Zitronensaft
Etwas Salz und Pfeffer (optional Chili für mehr Schärfe)

Hanfsamen für ca. 3 Std. in Wasser legen und das Wasser
anschließend fortgießen. Alle Zutaten für etwa 1 Minute
mixen. Diese Creme ist ideal als Dip sowie als Brotaufstrich.

Heidelbeere

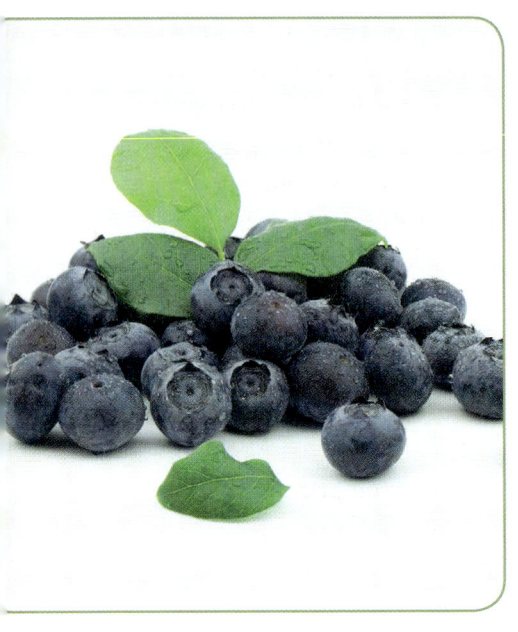

Die Heidelbeersträucher wachsen in Europas und Asiens Wäldern und werden rund 50 Zentimeter hoch und etwa dreißig Jahre alt. Von Juli bis September tragen sie die uns bekannten Heidelbeeren, auch »Blaubeeren« genannt.

Heidelbeeren sind eine ideale Quelle für die Vitamine A, C und E. Der Anteil der Kohlenhydrate beträgt circa 7,5 Prozent, wobei diese zu zwei Dritteln aus Ballaststoffen bestehen und somit zu einer guten Verdauung beitragen.

Die antioxidative Wirkung des Vitamin E vermindert die Gefahr von Herz- und Gefäßkrankheiten und beugt einem vorzeitigen Alterungsprozess des Körpers durch freie Radikale vor. Neben den genannten Vitaminen enthalten die Beeren auch einige Mineralstoffe wie Calcium, Magnesium und Kalium.

Einer der interessantesten Inhaltsstoffe der Heidelbeere ist das Anthocyan, das für die blaue Färbung verantwortlich ist und eine hohe antioxidative und entzündungshemmende Wirkung aufweist. Durch die starke Blaufärbung ist es nicht schwer zu erahnen, dass Anthocyane zahlreich vorhanden sind.

Getrocknete Heidelbeeren können bei der Behandlung von Durchfall zum Einsatz kommen, da sie einen hohen Anteil an Gerbstoff und Pektin aufweisen. Andererseits wirkt ein übermäßiger Konsum von frischen Früchten abführend. Bei leichten Entzündungen im Mund- und Rachenraum kann verdünnter Heidelbeersaft ebenfalls helfen. Durch ihre abdichtende Wirkung bei krankhafter Kapillarbrüchigkeit werden aus der Heidelbeere isolierte Anthocyanoside oft bei Diabetes verabreicht.

Wie gesagt enthalten Heidelbeeren sogenanntes Pektin, das oft als Bindemittel in Marmeladen genutzt wird. Wenn Sie sich Smoothies aus Heidelbeeren zaubern, sollten Sie sie recht bald zu sich nehmen, da anderenfalls ein fruchtiger Pudding entstehen kann – wobei der sicherlich auch nicht schlecht schmeckt!

Superfood-Rezept-Inspiration: Beeren-Mandel-Shake

Für 1–2 Portionen
250 ml Mandelmilch
1 EL gehackte Walnüsse
4 EL Heidelbeeren
200 g Erdbeeren
1 Banane
2–3 Eiswürfel
Eventuell einige Datteln zum Nachsüßen

Zutaten für 1 Minute in den Mixer geben. Süßen Sie ggf. mit einigen Datteln oder anderem Trockenobst nach.

Ingwer

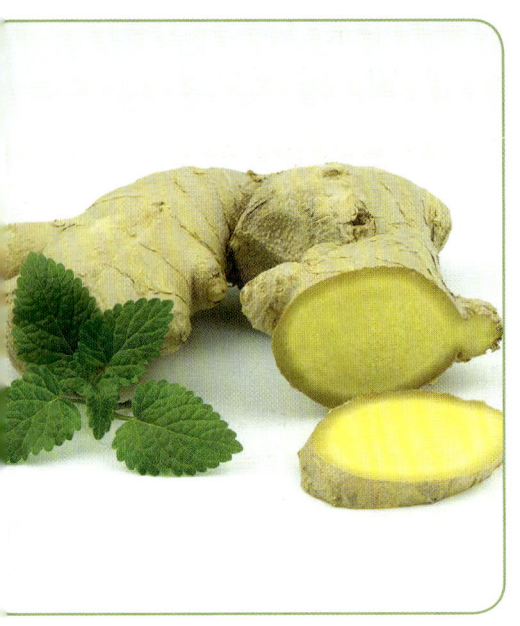

Ingwer oder genauer gesagt das Ingwerrhizom kommt seinem Ursprung nach wahrscheinlich von den pazifischen Inseln und wächst heute in den Tropen und Subtropen. Indien ist mit etwa 250 000 Tonnen pro Jahr Spitzenproduzent.

Ingwer ist eine wahre Wunderwurzel, wenn es um positive Wirkungen rund um die Verdauung geht. Das Rhizom enthält die Stoffe Borneol und Cineol, die verdauungsfördernd, magenstärkend, appetit- und kreislaufanregend sind. Außerdem enthält Ingwer Vitamin C, Magnesium, Eisen, Calcium, Kalium, Natrium und Phosphor.

Ingwer wirkt antibakteriell, antiviral und entzündungshemmend, fördert die Durchblutung, steigert die Gallen-, Speichel- und Magensaftproduktion und ist auch als Aphrodisiakum bekannt. Er wird in der traditionellen asiatischen Medizin zur Behandlung von Rheuma, Muskelschmerzen und Erkältungen angewandt.

Ingwer besitzt eine antiemetische Wirkung (vor Erbrechen schützend) durch einen positiven Einfluss auf das Brechzentrum des Gehirns. Er kann bei äußerlicher Anwendung im Bereich der Schleimhäute und Hautwunden reizlindernd wirken. Bei Arthrosepatienten konnte eine äquivalente Schmerzlinderung wie mit Ibuprofen erzielt werden.

Allein die positiven Effekte auf die Verdauung machen Ingwer zu einem Basic-Superfood, das bei vielen Gerichten seine Anwendung findet. So können Sie Ingwer zum Beispiel als Gewürz anwenden, um einem Gericht etwas mehr Schärfe zu verleihen, oder Sie legen ihn einen Tag lang in Wasser ein und erfreuen sich am darauffolgenden Tag über ein leckeres Erfrischungsgetränk. Auch der eine oder andere Smoothie lässt sich mit einem Stückchen Ingwer verschärfend aufwerten.

Superfood-Rezept-Inspiration: Erfrischender Mango-Ingwer-Smoothie

Für 1–2 Portionen
250 g Mango
5–10 g Ingwer
250 ml frischer Orangensaft
4 Eiswürfel
2 Scheiben Limetten
2 Zweige Minze
2 TL Moringablattpulver

Alle Zutaten für etwa 1 Minute in einen Mixer geben.

Kakao

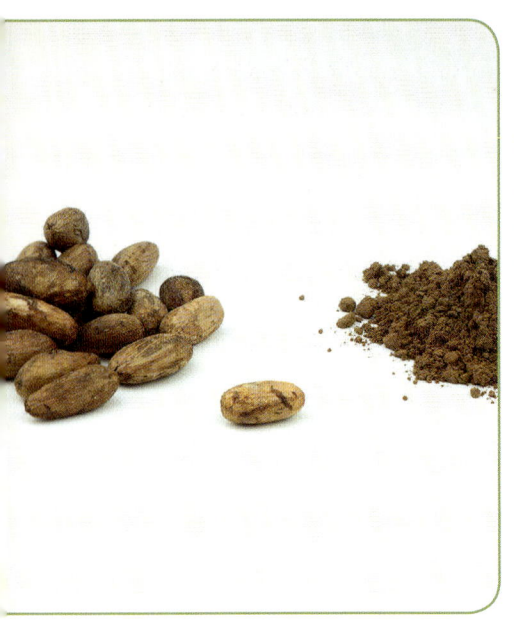

Unerhitzter und unverarbeiteter Kakao enthält circa 300 verschiedene, teils sehr wertvolle Inhaltsstoffe. Dazu zählen beispielsweise die Aminosäuren Arginin und Tryptophan, wobei Letztere dem Körper als Vorstufe für Serotonin dient, einen stimmungsaufhellendem Neurotransmitter. Daneben sind Serotonin selbst und ein weiterer Neurotransmitter namens Dopamin (auch »das Glückshormon« genannt) in Kakao enthalten. Auch dem im Kakao befindlichen Theobromin – wirkt ähnlich, wenn auch viel schwächer als Koffein – wird eine stimmungsaufhellende Wirkung zugeschrieben. Im Kakao enthaltene Phenylethylamine (PEA) und Anadamide wirken sich positiv auf die Lust- und Glücksempfindung aus.

Kakaobohnen enthalten eine der höchsten Konzentrationen an bisher in einem Lebensmittel gemessenen Antioxidanzien. Unter anderem enthält Kakao das Polyphenol Epicatechin, das eine präventive Wirkung bei Hirnschlag, Herzinfarkt, Krebs und Diabetes aufweist. Zudem wirkt sich Epicatechin positiv auf das Langzeitgedächtnis aus – zumindest hat man das bei Schnecken feststellen können. »CocoHeal«, eine Substanz einer erstmals in Kakao entdeckten Stoffklasse, wirkt sich wachstumsfördernd auf Hautzellen aus. Damit unterstützt sie die Wundheilung, therapiert Hautschäden, beugt Falten vor und verringert das Risiko von Magengeschwüren.

Weitere gesundheitsfördernde Effekte liegen in einer erwünschten Steigerung des HDL- und einer Senkung des LDL-Cholesterinspiegels, der Durchblutungsförderung des Gehirns, der blutdrucksenkenden Wirkung, einer Verbesserung der Insulinempfindlichkeit und der signifikanten Verzögerung der Hautalterung.

Wichtig ist, dass Sie Kakao roh und nicht geröstet verwenden, denn durch das Rösten gehen viele der wertvollen Inhaltsstoffe verloren.

Superfood-Rezept-Inspiration: Avocado-Schoko-Mousse

Für 3–4 Portionen
2 Avocados
10 Datteln
½ Vanilleschote beziehungsweise deren Mark
4 EL Reismilch
1 EL Kakao

Alle Zutaten für circa 1 Minute in den Mixer geben, bis Sie eine cremige Mousse erhalten.

Kokos

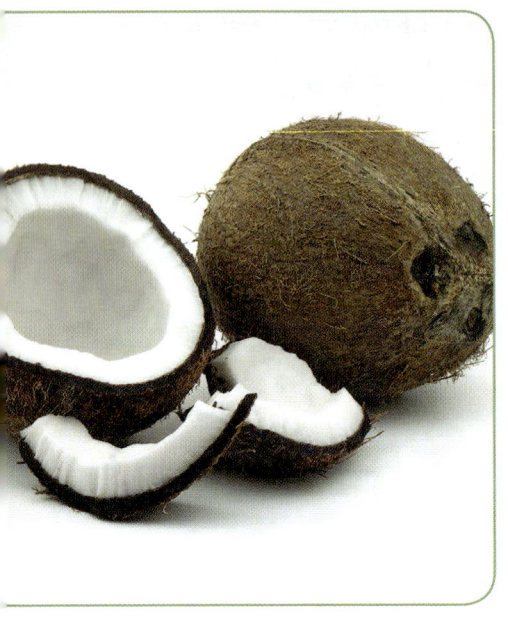

Die Kokospalme liefert mit ihrer maximalen Höhe von 30 Metern gleich zwei sehr wertvolle und hochwertige Lebensmittel:

- Fruchtfleisch (auch Kopra genannt): Die Kokosnuss gehört zu den selenhaltigsten Lebensmitteln mit einer Konzentration von 810 Mikrogramm pro 100 Gramm. Selen ist eines der im menschlichen Organismus am häufigsten vorkommenden Spurenelemente neben Eisen, Zink und Kupfer. Es ist im Körper an Aminosäuren beziehungsweise Proteine gebunden und wirkt sich zum Beispiel positiv auf die Leber aus, hilft bei der Schwermetallentgiftung, schützt unser Erbgut und stimuliert die Immunabwehr. Das getrocknete Fruchtfleisch wird »Kopra« genannt und ist Ausgangsstoff zur Gewinnung von Kokosöl, -fett, getrockneten Kokosflocken und Kokospaste.
- Kokosöl: Das aus dem getrockneten Fruchtfleisch gewonnene Kokosöl ist reich an gesättigten Fettsäuren, die zu rund 50 Prozent aus Laurinsäure bestehen. Laurinsäure wird in unserem Körper zu Monolaurin umgewandelt, das antibakterielle und andere antimikrobielle Effekte besitzt und ebenfalls Bestandteil der

menschlichen Muttermilch ist. Kokosöl ist aufgrund des hohen Anteils gesättigter Fettsäuren eine ideale Alternative zum Braten und Backen. (Mehrfach) ungesättigte Fettsäuren haben beim Erhitzen immer eine Tendenz zu oxidieren beziehungsweise zur Bildung schädlicher Transfettsäuren.

Superfood-Rezept-Inspiration: Avocado-Kokos-Mousse

Für 3–4 Portionen
½ Avocado
100 ml Kokosmilch
50 ml Kokosöl
½ Vanilleschote beziehungsweise deren Mark
Einige Datteln zum Süßen
Etwas Salz

Auch hier wieder alle Zutaten für circa 1 Minute in einen Mixer geben, bis Sie eine cremige Mousse erhalten.

Lein

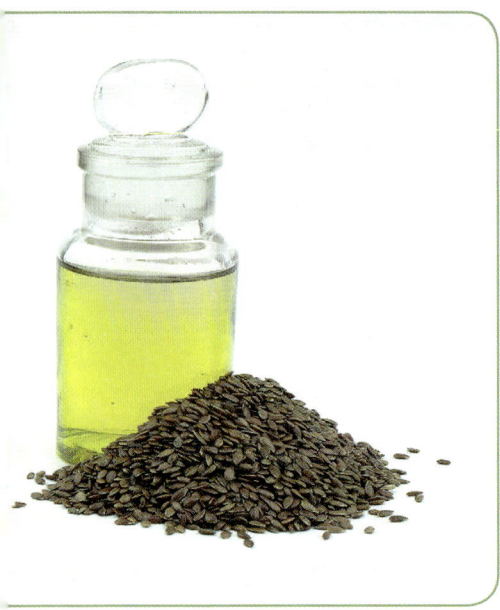

Lein, auch »Flachs« genannt, wird hauptsächlich in Kanada, den USA und China angebaut. Sein wissenschaftlicher Name ist Linum usitatissimum, der Zusatz heißt »sehr nützlich« und deutet auf die vielseitige Verwendbarkeit des Leins hin. Und in der Tat wird Lein nicht nur zu Lebensmitteln weiterverarbeitet, sondern findet darüber hinaus Verwendung in der Textilindustrie. Hier die Anwendung in der Küche:

- Leinöl: Der Großteil der Leinernte wird zur Herstellung von hochwertigem Öl verwendet. Leinöl besteht aus Omega-9-, -6- und -3-Fettsäuren. Besonders interessant ist, dass die Verteilung von Omega-3- und Omega-6-Fettsäuren in einem optimalen Verhältnis für den menschlichen Organismus steht. Leinsaat beziehungsweise deren Öl enthält die höchste bisher bekannte Menge an Alpha-Linolensäure in einer Pflanze. Die Omega-3-Fettsäure Alpha-Linolensäure ist eine essenzielle Fettsäure, die unter anderem dazu benötigt wird, im Körper die Fettsäuren DHA und EPA herzustellen, die wichtig für das Gehirn und die Nervenzellen, die Netzhaut der Augen und die Fluidität der Zellmembranen sind und als präventiv wirkend bei kardiovaskulären Erkrankungen gelten. Problem: Die Omega-6-Fettsäure Linolsäure konkurriert mit der Alpha-Linolensäure um dieselben Enzymsysteme zur Herstellung von DHA und EPA – zumal die Umwandlung von Alpha-Linolensäure zu DHA/EPA von vornherein physiologisch limitiert ist. Die meisten Öle haben ein weniger gutes Verhältnis von Omega-6- zu Omega-3-Säuren beziehungsweise nur eine viel geringere Menge an Alpha-Linolensäure, als sie Leinöl hat. Somit ist die Umwandlung der Alpha-Linolensäure in DHA/EPA eingeschränkt. Daher ist es umso mehr empfehlenswert, des Öfteren auf Leinöl zurückzugreifen, um dem Körper ausreichend viel DHA beziehungsweise EPA zur Verfügung zu stellen. Langer Rede bedeutender Sinn: 1 Teelöffel (TL) Leinöl deckt den Tagesbedarf an Alpha-Linolensäure und somit auch an DHA und EPA. Wichtig ist, dass Sie Leinöl immer kühl lagern und niemals erhitzen, da die (mehrfach) ungesättigten Fettsäuren schnell oxidieren und somit ranzig werden können. Des Weiteren ist es empfehlenswert, wenn Sie Leinöl nicht mit anderen Ölen vermischen, um das erwähnte positive Fettsäurenverhältnis nicht zu beeinträchtigen.

- Leinsaat: Neben dem Leinöl gibt es zudem die Leinsaat, die im Ganzen oder aber auch in geschroteter Form im Handel ist. Die ganze Saat ist für uns weniger empfehlenswert, da die Natur die Samen ursprünglich so gestaltet hat, dass sie unseren Verdauungstrakt unversehrt verlassen, und auch das Kauen würde nur einen geringen Teil der kleinen Samen so weit zermahlen, dass eine Aufnahme der Nährstoffe in unseren

Körper gewährleistet wäre. Für Ihr Müsli oder als gesunden Zusatz im Salat empfiehlt sich daher in jedem Fall die geschrotete Variante, um Ihrem Organismus den Zugang zu allen wertvollen Inhaltsstoffen zu ermöglichen. Denn neben den Fettsäuren enthält die Leinsaat auch Calcium, Eisen, Niacin, Phosphor, Vitamin E und, nicht zu vergessen, wichtige Ballaststoffe, die einer gesunden Verdauung förderlich sind.

Superfood-Rezept-Inspiration: Omega-3-Zitrus-Dressing

Für 3–4 Portionen
1 Orange
6 Datteln
3 EL Leinöl
3 EL Wasser
3 EL Zitronensaft
Salz und Pfeffer

Die Zutaten außer Salz und Pfeffer für einige Sekunden in einen Mixer geben und das Ganze hinterher abschmecken. Es ist möglich, dass das Dressing nach einiger Zeit fester wird. In diesem Fall einfach etwas Wasser hinzugeben und es erneut aufmixen.

Macadamia

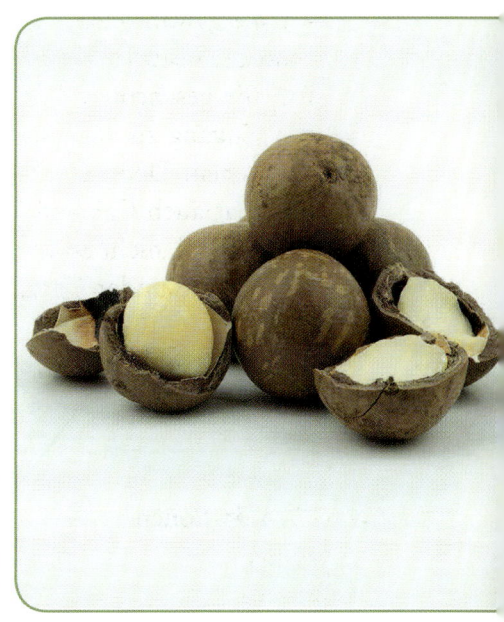

Die Macadamianuss wird auch als die »Königin der Nüsse« bezeichnet. Diesen Namen trägt sie, weil sie aufgrund des schwierigen Anbaus, der komplizierten Weiterverarbeitung und der gestiegenen Nachfrage in den letzten Jahren zu den teuersten Nüssen der Welt zählt. Ursprünglich kommt sie aus Queensland in Australien, wo sie 1857 von Lord John Macadam entdeckt wurde.

Die Macadamia gilt als sehr feine und wohlschmeckende Nuss. Schon die Aborigines nutzten sie als protein- und fettreiche Nahrungsquelle. Sie reifen auf Bäumen und werden vom Boden geerntet, danach geschält und getrocknet, bis ihr Wassergehalt auf circa zwei Prozent reduziert ist.

Macadamianüsse enthalten neben hochwertigen einfach und mehrfach ungesättigten Fettsäuren und circa acht Prozent Proteinen auch die Vitamine B_3 (Niacin), E (Alpha-Tocopherol), B_5 (Pantothensäure), B_2 (Thiamin), B_6 (Pyridoxin) und B_2 (Riboflavin). Daneben nicht unwesentliche Mengen an Kalium, Phosphor, Magnesium und Calcium.

Superfood-Rezept-Inspiration: Macadamia-Milch

Für 1 Portion
50 g Macadamia-Kerne
½ Vanilleschote beziehungsweise deren Mark
4–8 Datteln
250 ml Wasser

Alle Zutaten für circa 1 Minute in den Mixer geben. Angelehnt an dieses Rezept, können Sie auch mit anderen Nüssen verfahren, um sich ganz schnell eine köstliche Pflanzenmilch herzustellen.

Moringa

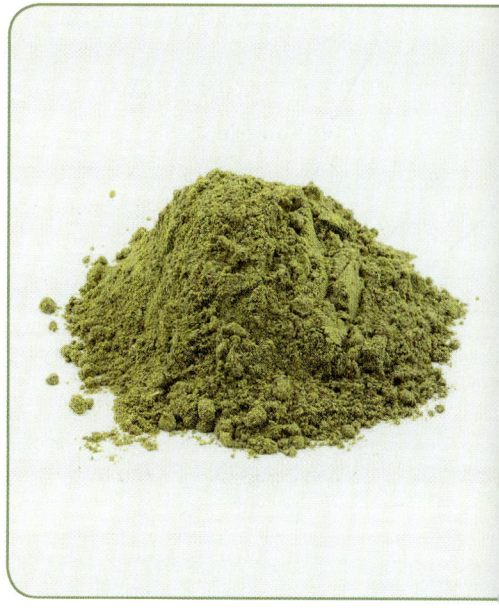

Moringa oleifera, auch »Wunderbaum« genannt, kommt ursprünglich aus der Himalayaregion in Nordwestindien. Inzwischen wächst er weltweit in den Tropen und Subtropen und wird auch intensiv kultiviert. Die Wurzeln des Baums enthalten Senfölglykoside, die ihm einen brennenden Geruch verleihen, daher hat man ihm bei uns den Namen »Meerrettichbaum« gegeben.

Moringa ist aufgrund seines hohen Anteils an Wachstumshormonen ein sehr schnellwüchsiger Baum: Er wächst bis zu vier Meter pro Jahr, wobei die ersten, sehr wertvollen Blätter bereits nach vier Monaten geerntet werden können.

Nach neuesten Forschungen bieten alle Teile des Baumes ein optimales Nährstoffspektrum in synergistischer Zusammensetzung, und das bei einer hohen Bioverfügbarkeit. Die essbaren Teile der Pflanze, vor allem die Blätter, haben einen hohen Gehalt an Proteinen, sind vitamin- und mineralstoffreich und enthalten eine Vielzahl an Antioxidanzien:

- Proteine: Von den für uns notwendigen 20 proteinogenen (proteinbildenden) Aminosäuren sind acht beziehungsweise bei Krankheit und Kindern zehn essenziell, müssen also von außen zugeführt werden. Die Moringablätter enthalten insgesamt 18 von 20 proteinogenen Aminosäuren! Der Proteinanteil der Blätter beträgt circa 27 Prozent.
- Vitamine: Moringa enthält viermal so viel Vitamin A wie Karotten, viermal so viel Vitamin E wie Weizenkeime und siebenmal so viel Vitamin C wie Orangen.
- Mineralstoffe: Moringa enthält 15-mal so viel Kalium wie Bananen, 25-mal so viel Eisen wie Spinat und über doppelt so viel Calcium wie Kuhmilch.

In Moringablättern vorkommende Antioxidanzien sind unter anderem:

- Carotinoide, die Krebs vorbeugen, hilfreich für die Augen sind, unsere Haut vor UV-Strahlung schützen und vor freien Radikalen schützen;
- Phytosterine, die zur Senkung des Cholesterinspiegels beitragen, antikanzerogen wirken und einen positiven Einfluss auf den Fettstoffwechsel besitzen;
- Saponine, die antikanzerogen und -mikrobiell wirken, den Appetit zügeln, die Verdauung fördern, immunmodulierend und entzündungshemmend sind;
- Glukosinolate (zum Beispiel Senfglykoside), die ebenfalls antikanzerogen und -mikrobiell wirken;
- Polyphenole, die zu den stärkste Radikalfängern zählen.

Der ORAC-Wert von Moringa ist mit Abstand einer der höchsten gemessenen Werte: 62 600 μmol TE pro 100

Gramm. (ORAC ist die Bezeichnung für »Oxygen-Radical-Absorbance-Capacity« und gibt Aufschluss über die Radikalfängerleistung eines Lebensmittels.) Zum Vergleich: Holunderbeeren, die durch ihre Anthocyane ebenfalls eine hohe antioxidative Wirkung aufweisen, haben lediglich einen Wert von 14 697 µmol TE pro 100 Gramm. Moringa ist für jedermann geeignet. Bereits schwangere Frauen können ihrem kommenden Nachwuchs einen Gefallen tun, wenn sie Moringa zu sich nehmen. Moringa fördert das gesunde Wachstum des Säuglings und steuert gleichzeitig zu einer gesunden Milchbildung bei. Auch (Klein-)Kinder profitieren von Moringa, denn es fördert durch seine zahlreichen Inhaltsstoffe vor allem das Wachstum der Gehirn- und Nervenzellen und unterstützt das Immunsystem.

Durch den hohen Anteil an B-Vitaminen und Eisen ist Moringa bestens zur Nahrungsergänzung bei veganer Ernährung und für Frauen während der Menstruation geeignet. Hinzu kommt, dass Moringa durch eine Vielzahl an Inhaltsstoffen auch zur Regulation des Hormonhaushalts während der Pubertät und den Wechseljahren beisteuern kann.

Bei einem Nähr- und Vitalstoffvergleich von Moringapulver mit rund 1000 anderen Lebensmitteln, den die Uni Hohenheim durchführte, belegte Moringa fast nur die vorderen Plätze.

Sie bekommen Moringa in Form von Öl oder als Blattpulver. Das Öl ist in seiner Zusammensetzung ähnlich dem Olivenöl und hat entzündungshemmende Eigenschaften. Da das Blattpulver sehr teuer ist, wird bei uns wohl kaum jemand Moringa zu seinem Hauptnahrungsmittel machen. Wenn Sie seine positiven und gesundheitsfördernden Eigenschaften in Ihren Speiseplan einbauen möchten, dann nehmen Sie am besten morgens 1 TL Moringablattpulver ein, entweder pur oder in Flüssigkeit gelöst, zum Beispiel in einem Smoothie oder einer Creme.

Superfood-Rezept-Inspiration: Moringa-Smoothie Exotic

Für 1 Portion
1 Scheibe frische Ananas
1 Banane
4 Datteln
2 EL Kokosmilch
1 gestrichener EL Moringablattpulver
Circa 250 ml Wasser

Alle Zutaten für etwa 1 Minute in einen Mixer geben, bis ein sämiger Smoothie entsteht.

Olive

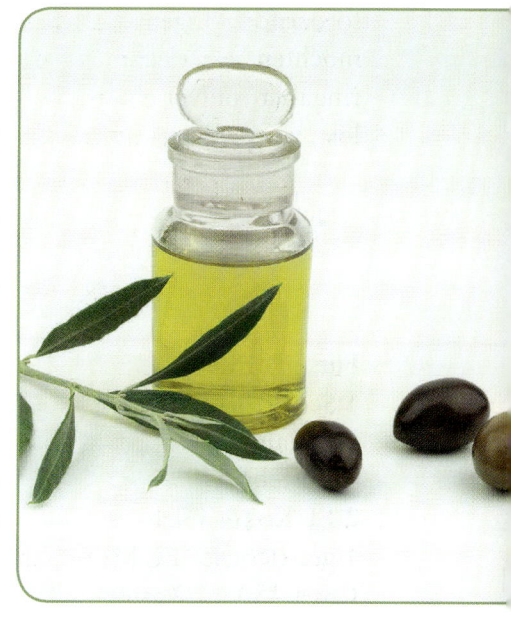

Der Olivenbaum ist eine der ältesten noch heute kultivierten Nutzpflanzen. Bereits vor 6000 Jahren wurde er in Südeuropa und Nordafrika in Plantagen angebaut.

Der Fettanteil der Olive beträgt circa 80 bis 85 Prozent und besteht zum Großteil aus wertvollen einfach ungesättigten Fettsäuren, die sich positiv auf das Herz-Kreislauf-System und den Fettstoffwechsel auswirken. Zudem hat extra natives Olivenöl eine entzündungshemmende Wirkung, die auf den Wirkstoff Oleocanthal zurückzuführen ist.

Oliven enthalten Vitamin E und sekundäre Pflanzenstoffe, die antioxidativ und antikanzerogen wirken.

Schwarze Oliven sind ausgereifte grüne Oliven und enthalten mehr Ölsäure. Allerdings werden grüne Oliven heute oft mit Eisengluconat schwarz gefärbt und verkauft, da dies die Kultivierungszeit verkürzt. Achten Sie beim Kauf von Olivenöl darauf, dass es die Bezeichnung »extra nativ« trägt. Diese Öle wurden mit einer relativ schonenden Pressung gewonnen und enthalten mitunter den größten Teil an wertvollen Inhaltsstoffen.

Superfood-Rezept-Inspiration:
Oliven-Paste

Für 3–4 Portionen
75 g in Öl eingelegte getrocknete Tomaten
40 g entsteinte schwarze Oliven
40 g entsteinte grüne Oliven
20 ml Olivenöl
20 g Pinienkerne
Etwas Chili
Etwas Oregano
Salz und Pfeffer

Alle Zutaten in einen Mixer geben und sie zu groben Stücken oder, wenn Sie es gern etwas feiner haben möchten, zu einer homogenen Paste zerkleinern.

Reiskleie

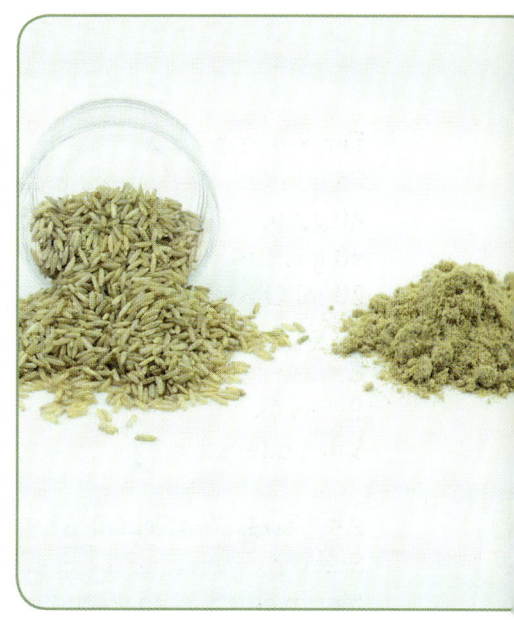

Die Reisfrucht besteht aus Keimling, Mehlkörper, Aleuronschicht, Samenschale und Fruchtwand. Für gewöhnlich wird sie geschält, und der Keimling und die äußeren Schichten (Aleuronschicht, Samenschale und Fruchtwand) fehlen ihm. Doch hier liegen die eigentlich wertvollen Inhaltsstoffe von Reis: Vitalstoffe und Proteine. Reisprotein enthält alle essenziellen sowie viele nichtessenzielle Aminosäuren. Im Gegensatz zu Soja-, Weizen- oder Milchprotein, die alle hyperallergen sind, ist Reisprotein hypoallergen. Das heißt, es ist kaum allergieauslösend, was nicht zuletzt vielen Sportlern zugutekommt. Dabei hat Reisprotein eine biologische Wertigkeit von 81 und kommt damit nahe an die Wertigkeit von Quinoa oder Soja heran! Es wird in unterschiedlichen Konzentrationen von 15 bis 80 Prozent angeboten.

Neben dem hohen Anteil an Protein enthält Reiskleie auch eine Menge an wichtigen Vitalstoffen. Betacarotin (Vitamin A), Thiamin (Vitamin B_1), Riboflavin (Vitamin B_2), Niacin (Vitamin B_3), Pantothensäure (Vitamin B_5), Pyridoxin (Vitamin B_6), Ascorbinsäure (Vitamin C), Vitamin D, Vitamin E, Folsäure, Biotin sind nennenswerte und in Reiskleie enthaltene Vitamine. Daneben kommen die Mineralstoffe Calcium, Kalium, Magnesium, Phosphor, Eisen, Zink, Mangan, Kupfer und noch weitere vor. Sie finden Reiskleie beziehungsweise -protein im Handel in verschiedenen Geschmacksrichtungen. Reiskleie sollte möglichst aus rohem gekeimtem braunem Vollkornreis hergestellt sein.

Superfood-Rezept-Inspiration: Protein-Energy-Drink

Für 1 Portion
250 ml Hanfmilch (1 Tasse geschälte Hanfsamen und 2 Tassen Wasser)
1 EL Reiskleie
1 Banane
1 TL Kakao
Etwas frische Minze
Einige Datteln zum Süßen

Alle Zutaten außer den Datteln für circa 1 Minute in einen Mixer geben und anschließend mit den Datteln nachsüßen.

ॐ yogan

in die
Welt
tragen

Nun nähern wir uns langsam, aber sicher dem Ende dieses Buches. Vielleicht haben Sie an dieser Stelle schon mit ein wenig Yoga angefangen oder langsam begonnen, Ihre Ernährung umzustellen. Möglicherweise haben Sie sich auch etwas intensiver mit den hier erörterten ethischen Gesichtspunkten auseinandergesetzt oder leben sogar schon seit längerer Zeit nach der Yogan-Philosophie: Sie ernähren sich vegan, meiden Produkte oder Produktbestandteile tierischer Herkunft, leben nachhaltig und üben Yoga.

An welcher Stelle auch immer Sie stehen, irgendwann werden Sie höchstwahrscheinlich an den Punkt kommen, Ihre Erfahrungen und Ihr Wissen mit anderen teilen zu wollen. Sie sehen die Missstände in der industrialisierten Landwirtschaft, speziell in der Massentierhaltung, deren Auswirkungen auf die Umwelt und auf alle Menschen. Gleichzeitig fühlen Sie sich mit Ihrer (neuen) Lebensweise vital, gesund und voller Energie. Eine Grundlage für die Kommunikation des von Ihnen gelebten Lebensstils soll dieses Kapitel schaffen. Dabei werde ich mich insbesondere auf die Verbreitung der veganen Lebensweise konzentrieren, weil sie auf mehr Vorurteile und Widerstand stößt als Yoga, was eher Akzeptanz findet. Mit einer veganen Lebensweise assoziieren die meisten nämlich immer noch ein »Sich-verändern-und-verzichten-Müssen«. Und Menschen haben Angst vor Veränderung. Dass wir uns von Tag zu Tag und Jahr zu Jahr so oder so verändern – dass stets alles im Wandel ist –, machen sich dabei nur die wenigsten bewusst.

Zurück zu uns: Das Ziel des (spirituellen) Lebens, sagt man, sei die Selbstverwirklichung. Erfahrungen zu sammeln, Kenntnisse zu erwerben, Kräfte zu sammeln und etwas Positives zu bewirken sind Schritte dorthin. Sich aktiv für Tierrechte zu engagieren und/oder unseren Mitmenschen zu einem besseren, weil bewussteren Leben zu helfen impliziert beispielsweise im Prinzip alle Aspekte des spirituellen Lebens.

Einer davon ist es, Mitgefühl mit jedem Menschen, mit jedem Wesen und natürlich auch mit sich selbst zu haben. Schwer kann es da werden, wenn man mit Leuten zu tun hat, die nicht auf Anhieb etwas Schlechtes darin erkennen, wenn wir ihnen sagen, dass beispielsweise durch den Konsum von Milch die Trennung von Mutter und Kalb nach der Geburt unterstützt wird. Davon, dass sie ihre Konsumgewohnheiten daraufhin ändern, gar nicht erst zu reden. Das heißt, wir können an dieser Stelle lernen, mitfühlend auch denen gegenüber zu sein, die ihrerseits wenig Mitgefühl für andere aufbringen. Das ist zugegebenermaßen eine Herausforderung, aber ein Bereich, an dem wir in jedem Fall arbeiten sollten. Denn letztlich kommen wir nicht weiter und schaden nur uns selbst, wenn wir unsererseits Unverständnis demonstrieren und möglicherweise sogar noch Hassgefühle diesen vermeintlichen »Ignoranten« gegenüber entwickeln. Solche destruktiven Emotionen rauben uns Energie, die wir an anderer Stelle besser einsetzen könnten.

Wenn wir anderen von den überwiegend rauhen Sitten der Nutztierhaltung erzählen, dann reagieren sie üblicherweise auf drei Arten: Die eine ist Hilflosigkeit, Verzweiflung und Mitleid. Die zweite Hass, Wut und Aggression denen gegenüber, die all dieses Leid verursachen. Und Letztere ist einfach Desinteresse, beispielsweise unter der Vorgabe, man habe selbst ganz andere Prioritäten.

Leider führen uns alle drei Reaktionen nicht effektiv zum Ziel, wobei Desinteresse wohl gar nicht erst impliziert, dass die Betreffenden etwas ändern möchten. Hilflosigkeit, Verzweiflung und Mitleid blockieren uns, rauben uns Energie und machen uns handlungsunfähig. Hass, Wut und Aggressionen führen auch nicht weiter, denn Gewalt hat langfristig noch nie etwas zum Besseren gewendet. Gewalt erzeugt immer Gegengewalt. Jemandem gegenüberzustehen und ihm vorwurfsvoll oder süffisant zu kommunizieren, dass sein Handeln – der Konsum tierischer Produkte – mit daran schuld sei, dass schlimme Dinge mit den Tieren und unserem Planeten passieren, wird ihn also kaum zum Umdenken anregen. Der mittel- und langfristig wahrscheinlich einzig richtige Weg wird es sein, aus Mitgefühl heraus zu handeln. Ich versuche demgemäß, mich in den anderen hineinzuversetzen, und handle aus einer grundsätzlichen Einstellung heraus, die sich an Liebe, Verständnis und Mitgefühl orientiert, nicht an einer Haltung, die von vornherein Gewalt und Repressionen als probates Mittel zum Zweck legitimiert. Wie gesagt ist das nicht einfach. Aber wir können uns darin üben, dies mehr und mehr zu perfektionieren, und darin Erfahrungen sammeln.

Wir sollten also bemüht sein, Mitgefühl grundsätzlich jedem gegenüber zu zeigen, auch wenn er aus unserer subjektiven Weltanschauung heraus nicht richtig handelt. Das heißt nicht, dass wir unethische Handlungsweisen verniedlichen, dulden oder gar legitimieren. Aber wir sollten zum Beispiel dankbar für jeden kleinen Schritt sein und unsere Energie dahin gehend kanalisieren, dass wir Entwicklungen in die richtige Richtung unterstützen. Wenn mir etwa jemand erzählt, dass er jetzt auf Fleisch zu verzichten versucht, dann freue ich mich darüber und bestärke ihn darin. Ich versuche nicht, dies gleich kleinzureden, dies sei aber nur der Anfang oder da wären doch noch Milch und Eier und so weiter. Vielmehr vertraue ich darauf, dass die Betreffenden ihren Weg schon weitergehen werden. Denn eine solche Einstellung hat nur dann Chancen, sich langfristig zu entwickeln und synergetisch zu wirken, wenn sie von innen heraus motiviert ist.

An dieser Stelle möchte ich auch darauf hinweisen, dass ein veganes Ess- und Konsumverhalten allein nicht garantiert, dass wir ausschließlich zur Verminderung des Leids auf der Erde beitragen. Das wird leider allzu häufig von einigen behauptet. Es mag zwar sein, dass ein Veganer ökologisch und auch im Hinblick auf die Tiere im Allgemeinen wenig Schaden anrichtet. Wenn er aber dann dreimal im Jahr in den Urlaub fliegt, zwei Autos fährt, eine unverhältnismäßig große Wohnung hat, die geheizt werden muss, und nur die billigsten Produkte kauft, die höchstwahrscheinlich unter fragwürdigen Bedingungen hergestellt wurden, dann hat sein Lebensstil weiß Gott nicht zur Folge, dass eine Wendung zum Besseren begünstigt wird. Außerdem sterben auch durch die Ernte von Getreide und anderen pflanzlichen Nahrungsmitteln regelmäßig Lebewesen. Wir können uns stetig darum bemühen, unser Leben so leidfrei wie nur möglich auszurichten, aber selbst der achtsamste Mensch verursacht beispielsweise in der Mikrobiologie oder der Insektenwelt unbewusst Schaden und Leid mit jedem Schritt, den er geht. Es gilt also, sich ab und an auch mal in Demut zu üben, um in seinem Gutmenschentum nicht zu hoch hinaufzufliegen.

Wenn es uns gelingt, Menschen mitfühlend zu behandeln,

dann bleibt oft nicht viel Angriffsfläche auf unserer Seite. Dennoch passiert es manchmal, dass wir, auch wenn wir es gut meinen, mit Wut und Aggression konfrontiert werden. Wir sollten uns selbst gegenüber immer kritisch sein, keine Frage, aber zuweilen weht uns ein Gegenwind ins Gesicht, der in keiner Weise sachlich gerechtfertigt oder sonst wie plausibel begründet ist. Um uns in solchen Fällen nicht demotivieren oder gar von derart destruktivem Verhalten anstecken zu lassen, sollten wir einen guten Rat Patañjalis beherzigen, der da lautet: »Störende Gedanken können durch das Denken an ihr Gegenteil überwunden werden« (YSP II.33). Das hört sich wahrscheinlich simpler an, als es ist, und man wird sicher auch verdächtigt, die Taktik der Verdrängung anzuwenden. Fakt ist jedoch: Negative Gedanken trüben unseren Geist und lassen unsere Handlungen negativ werden. Außerdem vermindern sie unsere Energie. Positive Gedanken hingegen lassen auch unsere Handlungen eher positiv werden, so dass sie die negativen überstrahlen. Dunkelheit beseitigt man nicht, indem man sie bekämpft, sondern indem man ein Licht anzündet, und sei es am Anfang auch noch so klein.

Möglichkeiten der Verbreitung des Yogan-Gedankenguts

An dieser Stelle möchte ich Ihnen gern eine kurz gefasste Übersicht über die Möglichkeiten der Verbreitung des Yogan-Gedankenguts geben. Sie können ihr wie einer Checkliste entnehmen, welche konkreten Maßnahmen es gibt, um zur weiteren Akzeptanz der veganen Lebensweise wie auch der Yogan-Philosophie zu führen und zu ihrer Umsetzung und Etablierung beizutragen:

- Vorleben und direkte Aufklärung: Dies scheint der naheliegendste und erfahrungsgemäß effizienteste Weg zu sein: mit gutem Beispiel voranzugehen. Wir können Freunde zum Essen einladen oder gemeinsam mit ihnen kochen und sie mit wohlschmeckenden veganen Gerichten überzeugen. Dabei sollten wir bemüht sein, unseren Eifer ein wenig im Zaum zu halten und einfach den Geschmack für sich sprechen zu lassen. Sollten Fragen gestellt werden, dann können wir sie natürlich mit dem gebotenen Fein- und Mitgefühl beantworten und unserem Gegenüber ruhig einen Denkanstoß geben. Doch je sachlicher und entspannter wir dabei bleiben, desto nachhaltiger wird unser Einsatz wirken.
- Förderung nachhaltiger und veganer Unternehmen: Täglich können wir durch unser Konsum- und Kommunikationsverhalten dazu beitragen, dass vegan orientierte Unternehmen beziehungsweise solche, die Fairtrade-Ware und Waren aus kontrolliert biologi-

schem Anbau vertreiben, gefördert werden, indem wir ihre Produkte kaufen und weiterempfehlen. Mit jedem unter ethischen Gesichtspunkten gekauften Produkt gewinnen diese Unternehmen an Stärke.

- Produktanfragen: Wenn wir Produktanfragen in Supermärkten stellen – und dies am besten wiederholt –, besteht die große Wahrscheinlichkeit, dass diese neuen Produkte ins Sortiment aufgenommen werden. Die Anfragen können prinzipiell auch bei Unternehmen vorgenommen werden, die man nicht automatisch mit einer ethisch vertretbaren Haltung assoziiert. Indem beispielsweise Fastfood-Ketten vegane Burger ins Sortiment nehmen, reduziert zum einen jeder gekaufte Veggie-Burger ein wenig Leid, und zum anderen wird eine breitere Masse vielleicht auf die vegane Lebensweise aufmerksam werden.

- Förderung der Erhältlichkeit veganer Produkte: Dadurch, dass wir vegane Produkte verstärkt auch in ganz normalen Supermärkten kaufen, werden diese mehr und mehr nachgeordert. Wenn wir möchten, dass möglichst viele Menschen mehr pflanzliche als tierische Produkte konsumieren, dann sollten wir Sorge dafür tragen, dass Erstere auch im Laden um die Ecke erhältlich sind.

- Schreiben von Beschwerdemails: Beschwerdemails über ethisch bedenkliche Produkte oder Verhaltensweisen sind grundsätzlich sinnvoll, sollten jedoch immer sachlich und konstruktiv sein. Bloße Entrüstung und Aggression bringen niemanden weiter. Am besten wäre also, wenn diese Mails einen Verbesserungsvorschlag enthielten: wie man zum Beispiel von einem bestimmten Produkt absehen und stattdessen als vollwertigen Ersatz auf ein veganes Produkt zurückgreifen kann.

- Einsatz im Tierschutz: Sich aktiv, aber nicht »militant« im Tierschutz einzusetzen ist wohl eine der direktesten Möglichkeiten, den veganen Gedanken weiterzutragen. Einsatzmöglichkeiten sind zum Beispiel redaktionelle Tätigkeiten oder auch die Spende von Geldern. Achten Sie bei Ihren Aktionen auch darauf, dass beispielsweise skurrile Situationen vermieden werden wie die, dass neben Ihrem Infostand billige Bratwürstchen verkauft werden …

- Gestaltung einer eigenen Webseite: Eine geniale und verbreitete Möglichkeit ist auch das Gestalten einer eigenen Webseite. Hier können zum Beispiel Rezeptblogs oder aufklärende Beiträge sehr nützlich sein.

- Schreiben von Artikeln auf veganen Webseiten: Je mehr Artikel zur veganen Lebensweise im Internet erscheinen, desto größer ist die Chance, dass jemand über sie stolpert und von der Überzeugungskraft des Autors infiziert wird. Auch wer eher weniger Zeit hat, um eine vollständige Webseite zu gestalten, aber gern schreibt, kann auf veganen Seiten einmal eine Anfrage als Ko- oder Gastautor stellen, zum Beispiel auf meiner Webseite!

- Nutzen von sozialen Netzwerken: Facebook, Twitter & Co. eignen sich bekanntermaßen besonders gut, um Informationen zu verbreiten. Dabei müssen wir aber aufpassen, dass wir nicht zu einseitig aktiv sind oder übers Ziel hinausschießen. Denn oft werden User, die zum Beispiel fast nur über die Grausamkeiten der Tierindustrie posten, von den Menschen, die sie eigentlich erreichen möchten, blockiert. Wir sollten eher positive Dinge posten: Rezepte, Vorteile des Veganismus, spielende Tiere. Das Erwecken oder Verstärken des Mitgefühls sollte im Vordergrund stehen, nicht das Einreden eines schlechten Gewissens. Und weniger ist hier oft mehr, denn die User sollen die Beiträge auch lesen. Wenn wir aber zehn Postings am Tag verfassen, dann wird eher keins als eins wahrgenommen.

- Boykott von Zirkussen und Zoos: Der Einsatz für den Erhalt der natürlichen Habitate von Wildtieren und der Boykott von Zirkussen und Zoos sind eine weitere Möglichkeit. Raubkatzen hinter Gittern oder Raubvögel in kleinen, angeblich artgerechten Volieren geben Zoobesuchern wohl kaum eine Einsicht in die Natur der Tiere. Genauso wenig artgerecht kann die Haltung von Tieren in umherziehenden Zirkussen sein: kleine Ställe, angekettete Elefanten, Wassertiere in winzigen Bassins. Filmen oder fotografieren Sie die Tierhaltung des Zirkus – natürlich unter Einhaltung der Gesetze – und legen Sie das Material beim zuständigen Veterinäramt vor; sprechen Sie die Sponsoren des Zirkus an und bitten Sie sie darum, zukünftig keine Zirkusse mit Tieren zu unterstützen; legen Sie Flyer über das Leid der Tiere in Zirkussen unmittelbar neben die Flyer der Zirkusveranstalter; schreiben Sie Leserbriefe an die lokalen Zeitungen und berichten Sie über allgemeine Missstände in Zoos und Zirkussen. Erwecken Sie so auch die Aufmerksamkeit Ihrer Mitmenschen, aber denken Sie daran, auch hier immer mitfühlend zu handeln, damit finden Ihre Taten am ehesten Anklang.

Zum Umgang
mit Ihrem Gegenüber

Um bei Ihren Aktionen den richtigen Ton zu treffen und dafür Sorge zu tragen, dass Ihre Botschaft auch ankommt, ist es sinnvoll, die folgenden Gegebenheiten und Befindlichkeiten zu berücksichtigen:

- Der Mensch ist ein irrationales Wesen. Wir handeln weniger rational, als gemeinhin angenommen wird. In der Regel entscheiden wir »aus dem Bauch heraus« und versuchen im Nachhinein, für die getroffene Entscheidung eine rationale Argumentation zu finden, sofern diese nötig sein sollte. Wenn sich für uns etwas richtig und wahr anfühlt, dann bedarf es keiner weiteren Argumente. Versuchen Sie Ihre Argumentationen also eher sanft zu führen und beginnen Sie nicht gleich mit kategorischen Sätzen wie »Milch macht krank«, denn der Mythos »Die Milch macht's« ist unterbewusst noch in vielen Menschen tief verwurzelt. Beginnen Sie also eher mit etwas wie: »Hast du dir schon mal Gedanken darüber gemacht, dass wir die einzigen Lebewesen auf diesem Planeten sind, die sich noch im Erwachsenenalter von der Muttermilch einer anderen Spezies ernähren?« Das sollte beim anderen eher einen Denkprozess anregen, denn es fühlt sich für ihn nicht gleich im ersten Moment völlig verkehrt an. Wenn Sie an dieser Stelle auf ein offenes Ohr treffen, können Sie beginnen, auch weitere rationale Argumente einfließen zu lassen. Um ehrlich zu sein, ganz rational und plausibel ist die oben genannte Frage auch nicht, denn nach demselben Argumentationsmuster könnten wir auch die Zubereitung und das Garen der Speisen in Frage stellen. Wer weiß, vielleicht sind die Tiere ja bloß noch nicht auf die Idee gekommen, sich von der Muttermilch einer anderen Spezies zu ernähren ...

- Das heilige Ego. Der Mensch und sein heiliges Ego stellen wohl eins der größten Hindernisse dar, wenn wir andere von der veganen Lebensweise überzeugen wollen. Die Identifikation mit unseren Essgewohnheiten ist nämlich ziemlich groß, und viele Menschen denken, sie müssten sich eingestehen, etwas jahrelang falsch gemacht zu haben, wenn sie sich jetzt plötzlich anders ernähren möchten. Hinzu kommen die sicherlich auftretenden Diskussionen und Sprüche im sozialen Umfeld, die ebenfalls ein klein wenig am Ego kratzen werden. Hier gilt es, sehr empathisch zu sein. Zu zeigen, dass Sie auch (sofern das stimmt) jahrelang anders gegessen haben, Sie aber nun aufgrund Ihrer Auseinandersetzung mit diesen Themen zu der Erkenntnis gelangt sind, dass es anders besser ist. Und im Hinblick auf das soziale Umfeld sei es eher so, dass bei denjenigen, die stereotype Sprüche losließen, eigentlich nur das schlechte Gewissen spräche.

- Festigen Sie Neues, anstatt Altes zu vertiefen. Wenn Sie kommunizieren, dann versuchen Sie, das »überkommene und falsche« Wissen gar nicht erst anzusprechen. Gehen Sie lieber dahin, das Neue zu erwähnen, das Sie vermitteln möchten. Wenn Sie sich dabei wiederholen, ist das nicht schlecht. Fakten, die wir öfter hören, verankern sich und prägen sich ein. Indem Sie altes und falsches Wissen häufig ansprechen, wird sich hingegen dieses Wissen im Unterbewusstsein vertiefen, auch wenn Sie es mit Argumenten entkräften. Denn das Unterbewusstsein registriert die Negationen dabei nicht.

- Weniger war schon immer mehr. Wer sich mit dem Thema »Veganismus« beschäftigt, stellt ganz schnell fest, dass einen die Informationsdichte mittlerweile nahezu erschlagen kann. Doch weniger ist in Bezug auf unsere Aktionen mehr. Wenn wir Menschen mit Informationen überfluten, schalten sie relativ schnell ab. Je komplexer das Thema wird, desto weniger hören zu. Halten Sie es daher einfach. Suchen Sie sich die überzeugendsten Argumente heraus und vertiefen Sie diese lieber, als sich im Verlauf einer Diskussion zu Rundumschlägen hinreißen zu lassen. Wenn Sie Bilder in Präsentationen nutzen, dann überfluten Sie Ihr Publikum nicht mit schrecklichen Motiven, sondern wählen Sie gezielt einige wenige aus. Erzählen Sie etwas intensiver über das, was zu sehen ist. Genauso wenig bringt es, den Menschen etliche Zahlen an den Kopf zu werfen. Im besten Falle bleibt die letzte Zahl im Gedächtnis hängen. Ich habe selbst mal einen eineinhalbstündigen Vortrag vor Schülern über Veganismus gehalten und eine Folie nach der anderen gezeigt, auf denen fast nur Zahlen und andere Daten zu sehen waren. Wie viele von denen nach kurzer Zeit abschalteten, können Sie sich sicherlich denken. Geben Sie also wenige, prägnante Informationen heraus und lassen Sie diese wirken. Wenn alles gutläuft, dann wird Ihr Publikum schon von allein auf Sie zukommen und mehr wissen wollen.
- Nutzen Sie die Macht der Bilder. Bilder haben eine gro-

ße Macht und können viel bewegen. Weitaus mehr, als es beispielsweise trockene Statistiken tun können. Mit Statistiken und Zahlen können die wenigsten etwas Konkretes verbinden, wenn es darum geht, diese Zahlen zu visualisieren. Wir töten jährlich 56 Milliarden Tiere für den menschlichen Verzehr. 56 Milliarden ist eine enorm große Zahl. In Ziffern dargestellt, sieht sie so aus: 56 000 000 000. Doch was Sie hier sehen, sind trotzdem nur Ziffern. Können Sie sich vorstellen, wie ein Haufen mit 56 Milliarden Tieren in der Realität aussähe? Wie breit und hoch er sein müsste? Können Sie sich vorstellen, wie die Kadaver dort lägen? Vermutlich ja, jetzt, wo ich das Zahlenwerk etwas plastischer beschrieben habe, wofür ich mich an dieser Stelle entschuldige. Um auf den Punkt zu kommen: Was, denken Sie, bewirkt im Bewusstsein Ihres Gegenübers mehr: das Video einer Kuh, der die Tränen das Gesicht herunterlaufen und die nach ihrem Kalb schreit, von dem sie gerade getrennt wurde, oder die mehr oder weniger nüchterne Zahl der 56 Milliarden geschlachteten Tiere? Fazit: Argumentieren Sie so wenig mit Zahlen wie möglich. Nutzen Sie stattdessen die Macht der Bilder, denn hier bedarf es keiner Erläuterungen mehr, da wir das, was Sie vermitteln wollen, direkt vor unseren Augen sehen. Das weckt Emotionen. Und diese bewirken eher eine Veränderung!

- Erzählen Sie Geschichten und Ihre eigenen Erfahrungen. Klar, Fakten sind wichtig. Und ohne die Wissenschaft würden wir vermutlich gar nicht so viel über die Zusammenhänge zwischen Ernährung und der Umwelt wissen. Dennoch werden Ihre eigenen Erfahrungen Ihr Gegenüber wohl am ehesten überzeugen.

Erzählen Sie: Wie fühlen Sie sich, seitdem Sie vegan leben? Was hat sich verändert? War die Umstellung einfach oder eher schwierig? Bleiben Sie aber bei der Wahrheit und beschönigen Sie nichts. Wenn es beispielsweise Turbulenzen und Veränderungen in Ihrem sozialen Umfeld gab, erwähnen Sie auch das. Aber versuchen Sie eben gleichzeitig darzulegen, wie positiv sich andere Dinge bei Ihnen entwickelt haben und dass sie diese Turbulenzen wert waren und sind.

- Vermeiden Sie Fremdwörter. Ich bin ein Fan von Fremd- und Fachwörtern! Schon bedingt durch meine Ausbildung im biologischen Bereich musste ich mich mit der einschlägigen Terminologie auseinandersetzen; und ich mag es, mich auf diese Weise eindeutig auszudrücken, wenn ich mit Kollegen fachsimpele. Aber ein Gegenüber ohne vergleichbare Vorbildung oder Vorabinformation versteht in der Regel nur »Bahnhof«, wenn ich über die Stoffwechselphysiologie im Hinblick auf unsere Ernährung referiere. Klingt dann zwar alles ziemlich schlau, ist aber weitaus weniger effektiv, als Sie denken. Denn erstens hört Ihnen ab einem gewissen Grad niemand mehr zu, und zweitens kann das – je nachdem, wer der Adressat Ihres Referierens ist – durchaus auch arrogant wirken. Verwenden Sie also ganz alltägliches Vokabular. Dann wird Ihr Gegenüber Sie am ehesten verstehen und fühlt sich bei seinem oft sowieso schon vorherrschenden schlechten Gewissen Ihnen gegenüber nicht noch mehr unterlegen.

- Haben Sie Geduld und vergessen Sie das Loben nicht. Die Menschen suchen alle nach Bestätigung. Wenn sie diese nicht bekommen, dann verlassen sie auch relativ schnell wieder neue Wege. Geben Sie Ihnen positives

Feedback und, was noch wichtiger ist, seien Sie geduldig. Um es noch mal zu wiederholen: Wenn Ihr Gegenüber Ihnen beispielsweise erzählt, dass er oder sie am vergangenen Wochenende das erste vegane Gericht gekocht habe, dann packen Sie nicht noch einen drauf, indem Sie jetzt noch mehr von ihm erwarten und das auch äußern. Um auch mal wieder zurück zum Yoga zu kommen: Yoga lehrt uns, keine Erwartungen zu haben, denn Erwartungen führen oft zu Enttäuschungen. Eine Ent-täuschung ist eigentlich nichts Schlimmes, denn Sie besagt nur, dass wir hier nicht ge-täuscht werden und der »Wahrheit« ein kleines Stückchen nähergekommen sind. Aber in diesem Falle könnten Sie das Gegenüber mit Ihrer Erwartungshaltung vom veganen Weg abbringen, denn Menschen verändern sich nur langsam. Lassen Sie dieser Veränderung die nötige Zeit. Seien Sie geduldig und zufrieden.

- Gehen Sie einfach mit gutem Beispiel voran. Zu guter Letzt in dieser Reihe und weil es der wichtigste und sicher auch für Sie unkomplizierteste Ratschlag von meiner Seite ist, sei es wiederholt gesagt: Be yourself! Seien Sie schlicht ehrlich und geben Sie ein gutes Beispiel. Leben Sie vor, was Sie verkünden. Wenn Sie yogan leben, werden Sie die Menschen in Ihrem Umfeld vor lauter Energie und Enthusiasmus sicher begeistern können. Authentisch zu sein und seine Ideale vorzuleben ist das Beste und Einfachste, was Sie tun können. Dabei muss man bei allem Streben nicht bis ins Letzte perfekt sein, sondern hat aus pragmatischen Gründen immer einen gewissen Spielraum, ohne gleich als weintrinkender Wasserprediger angeprangert zu werden.

Wie Sie handeln, ohne unter möglichem Misserfolg zu leiden

Da es im letzten Teil des Buches mehr um die Verbreitung des veganen Gedankenguts ging, möchte ich als Yoganer abschließend noch einmal ein wenig Yoga mit einbringen und Ihnen nützliche Tipps geben, wie Sie bei all Ihren Aktivitäten durch die Yogapraxis gleichmütig bleiben und sich durch Fehlschläge nicht vom »rechten Pfad« abbringen lassen. Dazu nenne ich wiederum einige Tipps von Patañjali, dem Verfasser des Yogasutra, der zum Beispiel sagte: »Übung (Abhyasa) und Nichtanhaften (Vairagya) führen zur Ruhe des Geistes« (YSP I.12).

Es gibt Tage, an denen läuft die Asana-Praxis rund, man ist gelenkig, hat genügend Energie, alles ist so, wie wir es erwarten. Dann wiederum gibt es Zeiten, in denen sind wir schlapp, wir haben vielleicht den ganzen Tag vor dem PC verbracht, und wenn wir uns abends dazu aufraffen, auf die Yogamatte zu gehen, haben wir das Gefühl, wir hätten noch nie etwas von Asanas gehört.

Hier gilt es, sich dennoch in Zufriedenheit zu üben. Einfach die Dinge so anzunehmen, wie sie gerade in diesem Moment sind. Wenn wir nicht permanent mit unseren Gedanken in der Vergangenheit oder der Zukunft verweilten, dann hätte der Ausdruck »Zufriedenheit« wahrscheinlich eine ganz andere Qualität. Denn unzufrieden werden wir doch eigentlich nur dadurch, dass wir im gegenwärtigen Augenblick etwas anderes haben wollen – also eine Erwartung haben –, als gerade ist. Und dieser Wunsch, etwas anderes haben zu wollen, kann doch nur dann entstehen, wenn wir den Augenblick mit der Vergangenheit oder einer schöneren Zukunftsvision vergleichen.

Wenn wir gleichmütig bleiben und unsere Aufgabe mit bestem Wissen und Gewissen erledigen, aber ihren Sinn nicht von dem Erfolg ihrer Realisierung nach unseren Vorstellungen abhängig machen, dann führt dies letztlich zur Ruhe des Geistes und damit zu Zufriedenheit.

Beziehen Sie das auf Ihre Aktionen: Tag für Tag geben wir Informationen weiter, sprechen mit den Menschen in unserem Umfeld oder sind in tierrechtsaktiven Projekten tätig. Man sieht deutlich einen Fortschritt, denn immer mehr Menschen in Deutschland leben vegan. Aber dennoch leiden nach wie vor sehr viele Tiere, die Regenwälder werden weiterhin abgeholzt, in anderen Ländern steigt der Fleischkonsum sogar, die Meere werden leer gefischt, und weltweit hungert immer noch ein Siebtel der menschlichen Bevölkerung.

Die Aktivität, die wir entwickeln, kann man als Abhyasa sehen, als ständige Übung beziehungsweise ständiges Bemühen, auf der Welt Frieden zu verbreiten und die Welt zum Besseren hin zu lenken. Wenn wir mit Leidenschaft und Enthusiasmus handeln, gleichzeitig nicht verstehen können, warum – aus unserer Sicht – viele Menschen so uneinsichtig sind und die Welt nicht von heute auf morgen vegan wird, dann zieht uns das viel Energie ab, es enttäuscht uns, und es kann uns letztlich in dieser Hinsicht auch zu Pessimisten machen.

Wenn wir aber stets unser Bestes geben und nicht in der illusorischen Erwartung sind, dass das, was wir tun, auch unmittelbar und flächendeckend Früchte trägt, dann haben wir weiterhin genug Energie, genug Optimismus,

Enthusiasmus und Leidenschaft, um uns zu engagieren und Stück für Stück voranzukommen. Denn die Reaktion auf unsere Handlung folgt so oder so, unabhängig davon, ob wir sie mit einer Erwartung verknüpfen oder nicht. Aber dieses Anhaften – oder eben Nichtanhaften – entscheidet wesentlich darüber, ob wir beim nächsten Mal wieder mit genauso viel Energie herangehen oder ob wir durch die Enttäuschung nicht mehr so viel Power hineinstecken wollen.

Wir sollten also auch die kleinen Veränderungen, die wir bewirken, gebührend wertschätzen. Vermutlich ist das leichter gesagt als getan. Aber Patañjali gibt uns zur Entwicklung von Gleichmut auch folgende Tipps: »Durch die Meisterung der Asanas wird man frei von den Angriffen der Gegensatzpaare« (YSP II.48).

Was sind jetzt Gegensatzpaare? Kalt und warm, Lob und Tadel, angenehm und unangenehm, aber natürlich auch Erfolg und Misserfolg. Also im engeren Sinne: Zeigt die getane Handlung den gewünschten Erfolg oder nicht? Aber warum helfen uns gerade die Asanas zu mehr Gleichmut?

Zunächst einmal sollte eine Asana fest und bequem sein (YSP II.46). Für Anfänger auch oft einfacher gesagt als getan. Aber Übung macht bekanntlich den Meister. Dann sagt Patañjali, dass man durch Meditation auf das Unendliche und Loslassen von Spannungen die Asana meistern kann (YSP II.47). Praktisch bedeutet das, dass wir in der Stellung in jede Körperregion hineinspüren und entspannen. In Vollendung also nur die Körperregionen benutzen und angespannt haben, die wir zum Halten der Asana auch tatsächlich benötigen. Und zum anderen bedeutet das, dass wir, nachdem wir also fest und bequem in der Stellung sind, mit unseren Gedanken nicht zwischen dem Gestern und Morgen switchen, sondern ganz bei der Sache sind und uns bewusst machen, dass wir weder die Gedanken noch die Gefühle sind, sondern letztlich das, was wahrnimmt – das Bewusstsein dahinter.

Jetzt wissen wir aber immer noch nicht, warum all das Gleichmut entwickeln soll, denn darum ging es ja eigentlich. Nehmen wir mal an, dass es irgendwo zwickt? Was tun wir? Nichts, wir bleiben einfach weiterhin in unserer Stellung. Nehmen wir an, es ist ein wenig kühl und wir frösteln etwas. Was tun wir? Nichts, wir bleiben einfach in der Stellung. Nehmen wir an, es ist Sommer und uns umkreist permanent eine Fliege und sucht sich als Landeplätzchen unsere Nase aus. Was tun wir? Ja, genau: Nichts, wir bleiben einfach sitzen.

Natürlich sollte eine Asana in erster Linie bequem sein; das heißt, wenn wir wirklich einen Schmerz verspüren, dann sollten wir schon aus der Stellung herauskommen, aber es gibt solche und solche Schmerzen. Und einige von ihnen kann man ruhig mal eine Weile aushalten.

Wir fassen also zusammen: Wir können lernen, uns zu bemühen (Abhayasa), Dinge zu tun, aber nicht an ihnen zu haften (Vairagya). Das Resultat sind ein Mehr an Energie und unverminderter Enthusiasmus in unserem Handeln, weil wir nicht – zumindest nicht so leicht – enttäuscht werden können. Folglich können wir mehr bewirken und sind in der Regel auch zufriedener, denn unser Geist leidet nicht unter den nicht in Erfüllung gegangenen Vorstellungen und Wünschen. Wir kommen dahin, indem wir uns einerseits gedanklich ständig darum bemühen, nicht am Ergebnis zu hängen, andererseits können wir aber auch durch die Praxis der Asanas zu Gleichmut kommen.

Unsere Motivation bestimmt unser Handeln

Bei alldem sollten wir uns auch immer wieder Gedanken über unsere Motivation machen. Wir wollen uns für eine bessere Welt einsetzen. Für weniger Leid, weniger Grausamkeiten und mehr Frieden zwischen all den Lebewesen auf dieser Erde. Unsere Motivation ist ausschlaggebend und bestimmt unser Handeln und seine Effektivität.

Ist es wirklich Mitgefühl gegenüber den Menschen, den Tieren, dem Planeten, woraus wir unsere Handlungsmotivation ableiten, oder ist der eigentliche Grund ein anderer? Suchen wir insgeheim vielleicht nach sozialer Akzeptanz oder fühlen wir selbst uns einfach gut dabei, wenn wir Dinge tun, die anderen helfen?

Die Frage »Was kann ich tun, um die besten Ergebnisse zu erzielen?« kann bei allen Arten der Motivation im Vordergrund stehen. Kritisch wird es dann an der Stelle, an der unsere Arbeit nicht den gewünschten Effekt hat und wir beginnen sollten, uns Gedanken darüber zu machen, wie wir effektiver arbeiten können – also unsere Zeit besser zu nutzen.

Sollten wir aus eher egoistischen Gründen handeln, dann besteht die Gefahr, dass wir uns mit unserer Arbeit zu sehr identifizieren. Dadurch, dass unser Aktivismus zu einem Teil unserer Persönlichkeit geworden ist, ist es schwierig, ihn zu ändern. Steht hingegen tatsächlich Mitgefühl im Vordergrund, dann ist es uns nicht so wichtig, ob wir unsere Vorgehensweise ändern müssen. Denn das Ziel bleibt die Entwicklung hin zu weniger Leid und

Grausamkeit, und unser Ich ist nur Mittel zum Zweck und nicht der Mittelpunkt.

Nehmen wir als Beispiel das Yogan-Projekt. Mein Ziel ist es, vielen Menschen den yoganen Lebensstil ans Herz zu legen und die Yoganer dahin gehend anzuregen, dass auch sie aktiv werden, um die Welt zu einem besseren Ort für alle Lebewesen zu machen. Sollte sich aber herausstellen, dass dieses Projekt langfristig keinen Erfolg erzielt, dann würde es mir nichts ausmachen, es aufzugeben und meine Kraft an anderer Stelle einzusetzen, um weiter rein aus Mitgefühl mit den Tieren und Menschen zu handeln. Wenn ich mich aber zu sehr mit diesem Projekt identifiziere, es zu einem Teil meiner Persönlichkeit geworden ist, dann würde es mir sehr schwerfallen, es aufzugeben und andere Wege zu gehen. Denn in diesem Moment müsste ich einen Teil von mir loslassen beziehungsweise mich selbst ändern. Das kann dazu führen, dass man einen falschen Weg weiterverfolgt und dabei Energie verbraucht, ohne dass dadurch irgendjemandem geholfen würde.

Es ist beispielsweise hip, den ganzen lieben langen Tag Beiträge und Fotos auf Facebook und anderen sozialen Medien zu posten, aber wir müssen uns fragen, ob die Zeit, die wir investieren, nicht auch besser genutzt werden könnte. Wenn wir neben dem Job und der Familie Zeit für tierrechtliche Aktivitäten aufbringen, dann ist diese Zeit meist sehr kurz. Wir sollten uns also – außer der Frage nach der eigentlichen Motivation – die Frage stellen: »Wie kann ich, in der kurzen zur Verfügung stehenden Zeit und dem wenigen Geld, das mir gegeben ist, die höchste Effektivität erreichen?«

Um das Beispiel von Facebook noch einmal aufzugreifen:

Wie effektiv ist es wohl, wenn wir täglich unsere Zeit damit verbringen, »vegane« Postings zu kreieren und auf die Grausamkeiten der industriellen Ausbeutung der Tierwelt aufmerksam zu machen, wenn sich aber sowieso nur Veganer in unserer Freundesliste befinden, weil die Mischköstler unsere Beiträge entweder blockieren oder uns gar gelöscht haben? Ich gehe davon aus, dass mindestens 90 Prozent der veganen Postings für die Menschen gedacht sind, die noch nicht vegan oder vegetarisch leben. Aber erreichen wir diese denn auch? Und sind die Beiträge denn auch qualitativ und nicht nur quantitativ überzeugend? Sollten wir vielleicht unsere Aktivität in den sozialen Netzwerken reduzieren und lieber im Tierrechtsverein tätig werden? Würden redaktionelle Tätigkeiten vielleicht mehr, also eine größere Zahl an Menschen erreichen? Ich bin der festen Überzeugung, dass wir durch die sozialen Medien sehr viele ansprechen können. Und die Vergangenheit zeigt auch, dass dies effektiv funktionieren kann. Würde aber nicht weitaus weniger manchmal mehr bringen? Würde es nicht ausreichen, wir posten alle paar Tage mal etwas und geben unserer Zielgruppe Zeit, sich mit dieser Sache zu befassen, anstatt sie zu überfluten? Und würde die Zeit, die wir an dieser Stelle übrig hätten, dann nicht viel besser genutzt werden können?

Dies sind nur Denkanstöße. Denn wir sollten uns über unsere Motivation immer wieder klarwerden und unsere Aktivitäten immer wieder kritisch nach ihrer Effektivität hinterfragen, um in der uns gegebenen wenigen Zeit die möglichst optimalen Ergebnisse zu erzielen.

Epilog

Yoga + vegan

ॐ

= **yogan**

Die perfekte
Einheit?

Im Hinblick auf nahende und aktuelle Hungersnöte in Entwicklungsländern, verursacht auch durch unseren hohen Konsum an tierischen Nahrungsmitteln, hinsichtlich des Klimawandels, verursacht durch Treibhausgase, die zu einem großen Teil aus der Produktion tierischer Nahrungsmittel stammen, und angesichts des unsäglichen Tierleids in unserer industrialisierten Landwirtschaft kann eine vegane Lebensweise nur eine gute Alternative sein. Aber auch in Bezug auf uns selbst und unser Umfeld, das großenteils geprägt ist von sogenannten Zivilisationskrankheiten wie Diabetes mellitus sowie von Übergewicht oder sogar Fettleibigkeit, und auch auf nachkommende Generationen hat eine vegane Lebensweise nur Vorteile. Selbst die eher konservative Deutsche Gesellschaft für Ernährung (DGE) wird sich, wie ihr amerikanisches Pendant, irgendwann eingestehen müssen, dass eine vollwertige und gut geplante vegane Ernährung die gesündeste Ernährung für Menschen jeden Alters ist.

Unzählige wissenschaftliche Studien zeigen außerdem, dass das aus Indien stammende ganzheitliche Übungssystem Yoga weitreichende positive Wirkungen auf unseren Körper und unseren Geist hat. Mit Yoga haben wir ein Werkzeug, mit dessen Hilfe wir unseren Körper lange Zeit gesund erhalten können, das uns Energie gibt für den immer intensiveren Alltag und uns gleichzeitig den Raum für die nötige Entspannung ermöglicht. Und im Gegensatz zu vielen anderen eher sportlich orientierten Disziplinen bietet Yoga gerade für spirituell Suchende die geeigneten Praktiken, um das zu finden, was auch immer sie suchen.

Die in der Yogapraxis gewonnenen oder intensivierten

Erfahrungen und Empfindungen wie tiefes Mitgefühl und Verbundenheit mit allen Wesen können wir mehr und mehr in unserem Alltag kultivieren und bringen so auch mehr Positivität in unser unmittelbares Umfeld und unser eigenes Leben.

Yogan als Kombination des ganzheitlichen Übungssystems Yoga und einer ausgewogenen, gesunden und vollwertigen veganen Ernährung bildet somit im Idealfall eine perfekte Einheit für Menschen jeden Alters.

Natürlich ist es nicht immer leicht, sich gegen einen Mainstream zu wenden und unser Leben anders zu gestalten, als es der Großteil unserer Mitmenschen tut. Dennoch ist es ein Lichtblick. Ein aufblinkendes Licht, das andere Menschen inspirieren und motivieren kann, einen ähnlichen Weg zu beschreiten. Für Menschen, Tiere und die Umwelt.

Ich wünsche Ihnen von ganzem Herzen, dass Sie mit Yogan – ganz gleich, ob Sie nur Teile dieses Buches in Ihr Leben integrieren oder das »Gesamtpaket« – einen Weg für sich finden, der Sie mit sich selbst und Ihrer Umwelt in Harmonie bringt, dass Sie dadurch ein zufriedenes und glückliches Leben haben werden und andere Menschen durch Ihr authentisches Dasein inspirieren mögen.

Lokah Samstah Sukhino Bhavantu. – Mögen alle Lebewesen glücklich und frei sein. Und möge ich mit meinen Gedanken, Worten und Taten zu diesem Glück beitragen.

Ihr Dominik Grimm

Literaturempfehlungen und Web-Tipps

Bücher aus dem Bereich Yoga:

Bretz, Sukadev Volker: *Der Königsweg zur Gelassenheit. Yoga-Psychologie für jeden Tag,* Kailash 2013

Deshpanade, P. Y. (Hg.): *Die Wurzeln des Yoga. Die klassischen Lehrsprüche des Patañjali,* O.W. Barth 2005

Kornfield, Jack: *Meditation für Anfänger. Inklusive einer CD mit sechs geführten Meditationen für Einsicht, innere Klarheit und Mitempfinden,* Arkana 2007[13]

Ott, Ulrich: *Yoga für Skeptiker. Ein Neurowissenschaftler erklärt die uralte Weisheitslehre,* O.W. Barth 2013

Gannon, Sharon und David Life: *Yoga der Befreiung. Das Praxisbuch des JIVAMUKTI YOGA,* ViaNova 2010[2]

Sivananda Yoga Vedanta Zentrum: *Besser leben mit Yoga. Das ganzheitliche Programm für zu Hause,* Dorling Kindersley 2010

Bücher aus dem Bereich Veganismus und Vegetarismus:

Bolk, Patrick: *Ab heute vegan. So klappt dein Umstieg. Ein Wegweiser durch den veganen Alltag,* Ventil 2013[2]

Campbell, T. Colin und Thomas M.: *China Study. Die wissenschaftliche Begründung für eine vegane Ernährungsweise,* Systematische Medizin 2011[2]

Dahlke, Ruediger: *Peace Food. Wie der Verzicht auf Fleisch und Milch Körper und Seele heilt,* Gräfe und Unzer 2011[8]

Leitzmann, Claus, und Keller, Markus: *Vegetarische Ernährung,* Ulmer 2013[3]

Moore, Justin P.: *The Lotus and the Artichoke. Vegane Rezepte eines Weltreisenden*, Ventil 2013[2]

Webseiten und Projekte des Autors:
Yogan – Yoga und veganes Leben | www.yogan-om.de
Yogakasha – Zeit für dich | www.yogakasha.de

Dank

Vom ersten Gedanken an Yogan bis zur Fertigstellung dieses Buches sind gerade mal zwei Jahre vergangen. In dieser Zeit hat sich so unglaublich viel getan, woran ich bei der Erstellung der Webseite niemals gedacht hätte. Eine ziemlich turbulente Zeit, in der vor allem mein Freund viel mit mir durchmachen musste. Dafür ein von Herzen kommendes Dankeschön. Ein ebenso großer Dank an Sukadev, Viveka und alle anderen spirituellen Lehrer, die mir bis jetzt auf meinem Weg begegnet sind. Danke auch an meine Mum und meine fünf KorrekturleserInnen: Andreas Noack, Miriam Schmidt, Bhairavi Dinges, Tammy Assanoff und meinen Freund Philipp Wiebe, der übrigens auch alle Fotos für dieses Buch geschossen hat. Auch Sascha Schalthöfer gilt ein großes Dankeschön, denn ohne ihn hätte Yogan damals nicht dieses professionelle Outfit bekommen. Daneben möchte ich insbesondere Elena und Silvia, den beiden Lektorinnen vom Verlag, danken, die Yogan im Netz entdeckt und das komplette Buchprojekt mit unglaublich viel Enthusiasmus, Motivation und Humor begleitet haben. Auch Ralf, dem Redakteur des Buches, der geniale Arbeit geleistet hat, und dem Rest des Knaur-Teams ein herzliches Dankeschön! An dieser Stelle auch ein riesiges Dankeschön an Verena von Kamah für all ihr Tun. (Mögen wir die Welt für uns alle zu einem schöneren Ort machen.) Om Shanti, Shanti, Shanti.

yogan
auch im Netz:

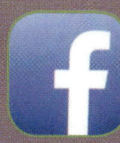 https://www.facebook.com/LifestyleYogan

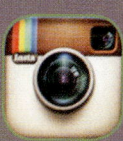 http://instagram.com/yogaom

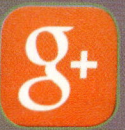 https://plus.google.com/+yogan-omDe

 https://twitter.com/YoganOM

Patañjali

Die Wurzeln des Yoga

Die klassischen Lehrsprüche des Patañjali

Das philosophische Grundlagenwerk des Yoga

Die Wurzeln des Yoga bieten eine grundlegende Einsicht in die Art, wie man richtig meditiert, welche Hindernisse dabei auftreten können und welche Tiefen der Versenkung man erreichen kann. Letztes Ziel ist ein dauerhafter Zustand vollkommenen inneren Freiseins.
Alle Yoga-Richtungen beziehen sich auf diese einzigartige Systematisierung der zentralen Ideen und Vorgehensweisen des Yoga. Die sogenannten *Yoga-Sutras* des Patañjali gehören zu jenen wenigen Werken der spirituellen Weltliteratur, in denen die Essenz universeller Weisheit formuliert wird.

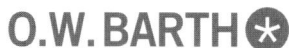

O.W. BARTH

Ulrich Ott

Yoga für Skeptiker

Ein Neurowissenschaftler
erklärt die uralte Weisheitslehre

Wie Yoga wirkt –
und was die Wissenschaft darüber weiß

Ulrich Ott verbindet Weisheit, Wissenschaft und Praxis des Yoga zu einem kompakten Basiswissen. Präzise erklärt er, warum Yoga als Körper-, Atem- und Bewusstseinsschulung so enorm wertvoll und wirksam ist. Für jeden dieser Bereiche erhält man viele anschaulich erklärte und sofort umsetzbare Übungen, die aufeinander aufbauen und optimal für Beginner sind.

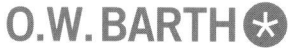

O.W. BARTH

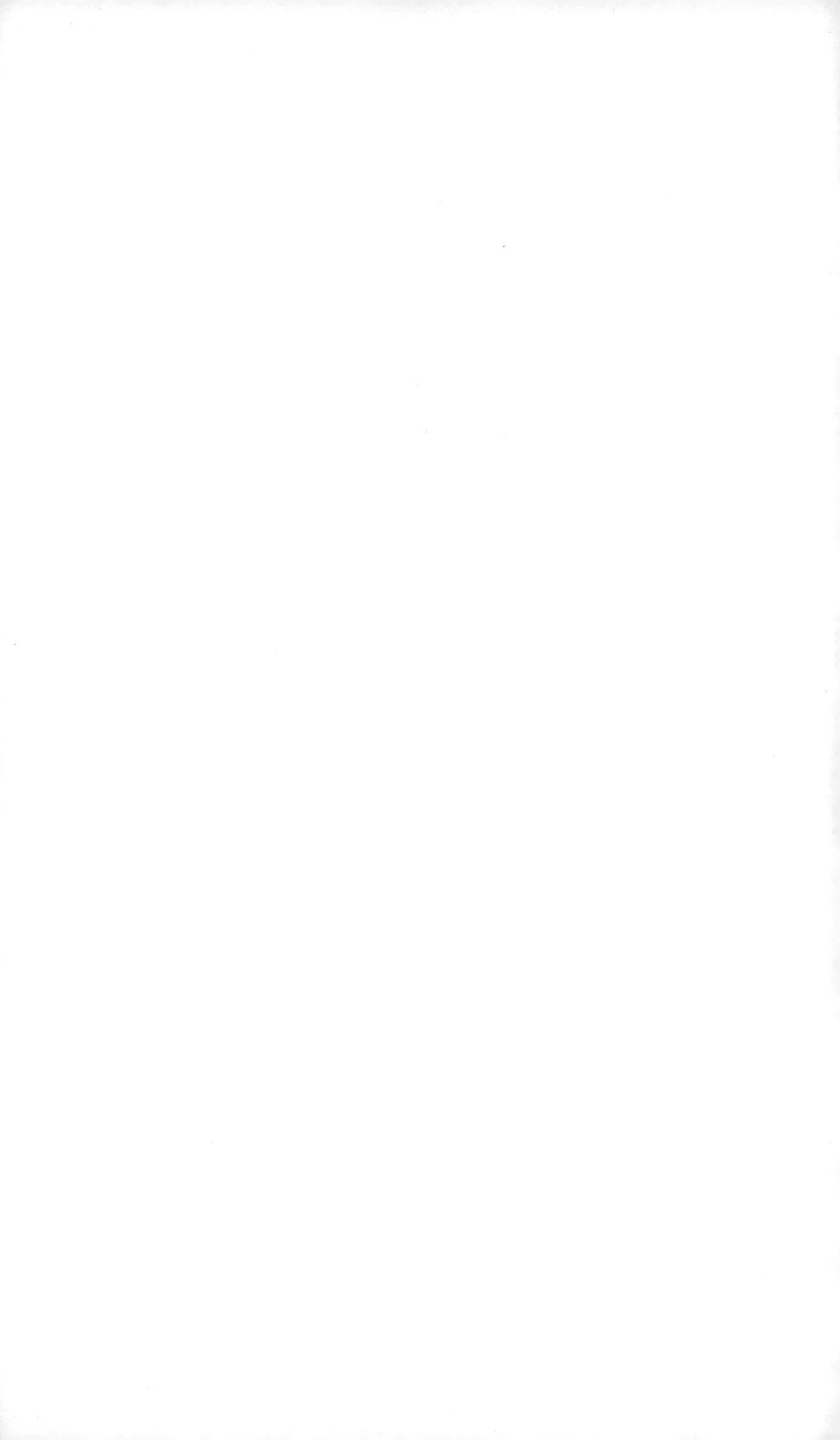